【増訂版】

氷の橋を渡る

——統合失調症支援手控え帖——

北山大奈
Kitayama Daina

風詠社

謝辞

本書は４冊目になります。４冊目は統合失調症の人の家族、医療スタッフの方々の役に立つ案内書を書こうと考えていました。その一部が実現できたような気がします。

大阪で精神科医の研修を始めてから60年。多くの仲間、先輩、患者さんのおかげで何とか医師人生を全うできました。

とりわけ終始ご指導をいただいている秋田大学菱川泰夫名誉教授と阪大医学部精神科和風会の先生方に心から御礼申し上げます。

奈良県生駒市の精神障害者家族会ひだまりの皆さんに終始刺激を受けてきました。

来阪以来多くの医療機関、福祉施設で働かせていただきました。とりわけ現在の職場、大阪市都島区の救急病院である明生病院、協和病院の佐藤利行理事長と同僚医師には多大な支援をいただきました。御礼を申し上げます。

令和４年１月、脳梗塞による歩行障害のために入院生活のやむなきになりました。この本はその療養の合間を縫って書いたものです。退院して読み直し、舌足らずのところがあることに気がつき、一部を改訂させていただきました。

目次

第四章　「判断」を他人に託す（後見など）

氷の橋を渡る　増訂版　―統合失調症支援手控え帖―

第一章 統合失調症との出会い

発症には二つのタイプがある

統合失調症は医療が対処する課題の一つです。ところが、初めから精神科医療機関に縁ができる患者は滅多にいません。発症当初から事態を医療と結びつけようとする市民（家族）はいないからです。

統合失調症の発症には二つのタイプがあります。

一つは密かに始まりゆっくりと進行するタイプです。大多数はこのタイプです。もう一つは派手な症状をともなって忽然と姿を現すタイプ。こちらのタイプは少数です。

ゆっくりと進行するタイプ

このタイプは、その人の生来の個性や持ち味が強まった印象を受けることが多いので、発症しても家庭や職場、近隣との関係に行きづまる事態になるまでは、周囲の人たちには病気であるとは受け取られません。

忽然と姿を現すタイプ

このタイプは、ただならぬ気配や行動から家人は発症にすぐ気がつきます。

周囲にいる人は、発症の当初からこれは病気だろうと考えます。考えますが、この場合も、周囲の人は、精神病院や精神科へ行くということは思いつきません。

あなただけではありません。家族は戸惑って何もできず立ち尽くすというのがほとんどです。手をこまねいていても、事態は好転しないことがあります。

そこで、医療機関とか精神障害に詳しそうな人や行政機関に相談が持ち込まれることになります。

何はともあれ医療機関へ、と言われるものの

一言で精神科医療機関といっても、実態は多彩です。

昔からあるのは、単科といわれる「精神科病院」です。ついで、総合病院など大きな病院の一部門として運営されている精神科があります。さらに、近年多くなった精神科クリニックと呼ばれる診療所があります。

精神科クリニックは、かつては神経科といっていました、今は心療内科とかメンタルクリニックと名乗っています。

受付に会計兼務の一人か二人優しい事務員がいて、気のよい医師が机を前に座り、患者の訴えにうんうんと耳を傾けているアットホームな雰囲気の医院が多いのですが、なかには一人の医師がスーパーマンもかくやとばかりに、「押さえ込み」に駆けつけ、「もらい下げ」に走るなど東奔西走して精力的に活動している頼もしいクリニックがあります。在宅に力を入れていると言って、訪問診療を活動の主体にしているクリニックもあります

医師だけでなく看護師、薬剤師、心理士、精神保健福祉士など医療関連職が十数人在職して訪問診療を手広く展開している大規模のクリニックがあります

なかには、数十人の患者を集め、レクリエーションや、内職レベルの単純作業を行っているクリニックがあります。デイケア、ナイトケアと称しています。

外科や放射線科と違い、決まった設置規格がないので、訪ねてみないことには機能が分からないところがほとんどです。

機能に千差があるだけでなく、統率者（院長、精神科部長）の方針も万別です。共通しているのは、入院設備を持たず、役割は居宅患者への対応だけであることです。

発症して間がない統合失調症者には、多様なこれらの精神科クリニックや総合病院の精神科は、頼みにならないことが多い社会資源です。

というのは、他科であれば、自院の手に余るケースに遭遇すると、その患者の状態にふさわしい病院を教え、依頼状（健康保険法では紹介という）を書き、ときには電話をかけて繋いでくれます。

ところが「うちで対応しているのは軽症の患者だけです」とか、親族が相談に尋ねても「診ないことにはわかりません。患者本人を連れてきてください」と言うだけのすげない対応しかしないクリニックや総合病院の精神科が少なからずあるからです。

病院へ連れてゆく

混乱状態の患者や、周囲の人と不調和状態に陥っている患者の場合、あてになる医療機関は精神科病院です。

とりあえずの課題は、患者をいかにして病院へ連れてゆき、入院させるかです。これが難しいのです。

受診は拒絶される

大抵の患者は、病院へ行くことを嫌がります。なかには強固に拒絶する人がいます。拒絶の理由を、患者に「病識がない（自分が病的であることが分かっていない）」からだと、まるで疾病特性のように説明する人たちがいます。多くの場合、その解釈は的外れです。自分の精神状態が健常ではないことを自覚しているから、つまり「病識があるから」患者は病院へ近づくことに抵抗するのです。

患者が医療とかかわることを拒絶する背景には次のような理由があります。

1　人前に出たくない。見知らぬ人に会うことに抵抗がある。
2　干渉されること、強制されることをとにかく嫌う。
3　精神科病院へ出入りしていることを見られたくない。
4　病気ではないと確信しているので、受診の必要がないと考えている。

５　病名をつけられることが嫌（烙印を押されるという市民が少なくありません）。
６　病気かもしれないと自覚しているが、治るはずがないから、受診は無意味だと考える。

これらの理由にはそれぞれ合理性があります。

さらに、もう一つ大きな理由があります。

それは、統合失調症と診断されると、社会的（学生なら学校生活、主婦なら近所付き合い、会社員なら職業生活）に不利になると考えるからです。見下される、軽蔑される、のけ者扱いになる、主張が通らなくなると予想するからです。受診を勧めると反発、抵抗されるのは当然です。

入院させようとするとするなら、反発、抵抗をねじ伏せる力を備えた対応が必要です。

強固な受診拒否に対処する

洋の東西を問わず、統合失調症とされた人々は世間から冷遇、迫害をされてきました。精神障害者と精神健常とされる市民の間にでき上った相互不信と忌避の感情は根強く世の中を覆っています。この感情は世代を経ているうちに強化され、本能の一部になったかの如くです。

拒絶の理由に応じた説得を行っても、かたくなな受診拒否が続くことがあります。

その場合、強引な手段を使って病院へ連れてゆくというのが一つの選択ですが、もう一つ患者の気持ちを汲んで模様眺めをするという選択もあります。

唐突に精神病院への受診を勧められることは衝撃が強いので、受診を勧められた患者は動揺します。

親族の意思はまとまらないことが多いこともあり、発症間もない時期には患者を強制的に受診させることは困難です。

とくに親が躊躇します。親の周囲の親族が反対します。学校内でさしたる問題行動がない場合は、親から相談を受けた教師がこころを傷つけると言って反対します。病気であることを心配しながらも受診させることをためらうという病気は統合失調症の他にはないでしょう。

ところが、ひとたび患者が所属社会の和を乱す行為をし始めると、周囲は一転態度を変え、受診・入院を勧める方向に変わります。

模様眺めは悪い選択ではない

模様眺めは悪い選択とはいえません。統合失調症は自然に治ることが稀ならずあるからです。その確率は三割程度あるのです。他の臓器と同じように、脳も多少の不調とは折り合って活動してゆく機能を備えているからのようです。

当面模様眺めをすることに決めたなら、模様眺めに徹することが大切です。やまぬ嵐はないと自分に言い聞かせながら、患者を見守ってください。

本人の機嫌を見計らって、再度受診を勧めるといったことをしてはなりません。三割の確率に期待して脳機能の混乱がおさまるのを待つことにします。

しかし、これは拒絶が強固な時の緊急避難的対応です。自然改善しないという七割の確率のほうも念頭に置いておく必要があります。

入院させるには布石が必要

模様眺めをしていても、問題言動が消退しないことがあります。家族が本人を入院させたいと思うのは、患者の困った言動にあります。

親族が先ずしなければならないことは、患者が周囲を困らせる言動を示す都度、「またこのようなことをしたら、入院してもらいます」との宣言を繰り返しておくことです。

この布石を省略していて、突然家人が強硬対応にでると、事態を呑みこめていない患者は動揺します。思わぬ事故が起きかねません。

次にしなければならないことは病院探しです。近くに精神科を標榜する医院・クリニックがあればそこで相談をします。保健所があれば、保健所で相談します。保健所には精神保健福祉相談員という市民の相談を受ける担当者がいます。

精神科クリニックや保健所が存在していない地域があります。その場合は市町村役場に相談してください。役場の難病係が対応してくれるか、問題を保健所へ繋いでくれます。

入院させる病院を決めたなら、患者を連れてゆく前に、家人が病院へ出向いて、病院と打ち合わせをしておくほうが円滑にはかどります。精神科病院には精神保健福祉士などを配置した、相談を受ける係があります。

この打ち合わせをすることが、もう一つの布石です。突然に患者を病院へ連れて行っても、満床だったら入院させることはできません。

順番待ちと言われて予約をするだけで帰ってくることになります。そうなると嫌がっている患者を再度病院へ連れてゆくことはいっそう困難になります。

受診の段取りがついたら、次にすることは、「病院へ連れてゆくことにした」と患者に再度告げることです。そのときには、そう決心した理由を話すことが大切です。

なぜ入院させられるのか、どうなれば退院できるのかがわからないままに入院させられたのでは、患者は不安にさいなまれます。

このとき聞いた理由が、入院した患者には退院するための目標になります。

買い物に連れ出すような誘いかたをして、途中で行き先を病院へ変えるといっただまし討ちは最もやってはならないやりかたです。患者と家族の関係が絶望的に破綻しかねません。

だまし討ちをしておいて、おまえのためを思ってしたことだと後で言ったとしても、患者の了解が得られるはずはありません。

だまし討ちは患者と家族の関係が破綻するだけではありません。治療の日標を見失わせます。周囲が患者を入院させようと思い至ったのは、その人たちとの関係の不調和にあったわけです。治療の目標とはその解消にあります。だまし討ちでの入院では、その目標の共有が得られません。

周囲の協力で病院へ連れてゆく

家族の力だけでは患者を病院へ導くことはできないことがあります。その場合は、周囲の人たちの助けを求めなければならなくなります。

本人を動かす最も安全で有効な圧力は、人の存在です。

数人（3～4人）の協力を得て患者を取り囲んでもらい、それまで患者の言動に苦労してきた人が「入院してもらうことにしたよ」と宣言するなら、抵抗されることは先ずありません。

助けを頼む相手は、親類縁者、知人、友人などでしょう。頼まれる側には、気が進まない応援です。

嫌がっている人を無理矢理動かそうとするわけです。嫌われるでしょうし、怒らせるかもしれません。恨まれるかもしれません。

連れてゆく人には、綺麗事では済まないという覚悟が必要です。頼む側に覚悟がなければ、頼まれる側は動いてくれません。

ここで大事なことは、まず保護者が、何があっても入院させるという覚悟を固めることです。決意が固ければ、説得に迫力が生まれます。この迫力が何よりも力になります。

と、ここに書くのは、患者が保護者の迫力を感じると、患者が前日までの拒絶は何だったのかと思うくらいに入院への勧めにあっけないほど従ってくれる経験を私はしばしばしてきたからです。

かたくなな拒絶から、渋々ながらの承諾に変わる。そこに生じている患者の心境の変化をもたらしたメカニズムの見当はつきません。

たまたま機が熟した故なのか、何かの弾みで脳にスイッチが入って考えが変わったのかと想像するほかはありません。

問題は、協力してくれる人に恵まれない場合です。

入院を拒否している患者を病院へ連れて行き、本人の意思に反して入院させることは「強制入院」というべきですが、医療や行政はこの用語を使いたがりません。使いたがらないというより「強制入院」という用語自体が存在しません。代わりに幾つかの類似用語が用意されています。

拒絶患者への対応は病院の重荷

入院の勧めに頑固に抵抗する患者への対応は、病院にとっては重荷です。病院は数時間にわたって、その患者の説得にかかり切りになります。ときには病院の外来業務が止まってしまうことがあります。

そのような事態は、頻繁というほどではありません。大多数の患者は医師の判断を渋々であっても受け入れて入院治療の開始になります。

病院にとって重荷になるのは、初診時の拒絶に対する対応よりも、その後のほうです。本人と家族が対立しているだけでなく、患者の状態についての見解も家族間・親族間で認識の相違が生じていることが多いからです。この見解の対立は、入院が長期になる要因となります。

救急車に搬送を頼む

一般の病気では、自力で受診できない病人が出ると、「救急車を頼みましょう」となります。１１９番へ電話をします。

救急隊に要請をしたら、なんとか病院へ運んでもらえると思うのが市民感覚です。ところが統合失調症の場合は、この市民感覚はあてはまりません。１１９番の利用は容易ではないのです。

救急車は突発的事態に備えて待機しています。出場したならば、怪我人病人をすみやかに搬送して、次の出場のために、すみやかに消防署に戻らねばなりません。

救急隊員には、病院へ行くことを拒んでいる人を説得する時間の余裕はありません。そのために、「対象者が拒否する場合は、搬送しない」という決まりになっています。「精神病の患者は搬送の対象にしない」という決まりは作っていないと国は言いますが、この規定が拒絶する統合失調症者が搬送されない現実を作っています。

ならば、精神病の患者の搬送のために、別のシステムが用意されているだろうと考えるでしょう。

精神保健福祉法には、「精神障害者移送制度」が規定されています。この制度が、その補完システムだろうと市民が考えるのは当然です。ところがそうではないのです。

救急患者は「搬送」、精神病患者は「移送」。この用語の使い分けが、二つは別事。移送は搬送を補完するものではないことを如実に表現しています。

輸送業者に頼む

精神障害の患者を精神科病院へ運ぶ旅客輸送業者がいます。精神科のクリニックに宣伝のパンフレットを置いていることがあります。インターネットでも宣伝をしています。警備会社がそのような輸送業者と協定して、依頼を取り次いでいます。しかし、保健所などの公的機関では取り次いでいません。

私は統合失調症の患者を搬送している旅客輸送業者と会ったことがなく、利用の経験もありませんので、どのような進め方で、仕事がされているのかの知識がありません。マスコミから得た知識を書きます。

利用料は高額（数十万円）だそうです。入院先となる病院の選択は家族の役割です。業者は病院への受け入れの交渉はしません。輸送業者は患者をその病院へ連れていってくれるだけです。

気をつけておかねばならないことがあります。入院患者を欲しがっている病院が、輸送業者に謝礼を出して自院へ誘導することがあるそうです。予想外の遠方の病院へ搬送されるというトラブルがあるそうです。利用にあたっては、移送先を決める段取りを慎重に検討してください。

病院の搬送サービスは期待できない

輸送業者との契約に先立って、家族は病院と受け入れの相談をしておく必要があります。

かつて（２０００年ころまで）は、家族の要請があると、精神科病院の職員が患者宅へ出向き、患者を病院へ連れ帰るという入院のさせ方が日常的に行われていました。大阪では「患者迎え」と呼ばれていました。

患者の拒絶や抵抗が強いときには、四肢を縛るなど物理的な拘束をすることがありました。薬物で鎮静を図ることがありました。

「患者迎え」は、病院がしたくない仕事です。定例の人員配置のなかから、そのために人手を割かねばなりません。「患者迎え」をしている間はその分、院内の職員は手薄になります。

出向いてみても、患者が外出していたら空振りになります。

このようなやり方は人権無視の暴挙であると非難する市民がいます。病院は入院患者が欲しいから患者迎えをやっているのだろうと言われることがあります。

依頼者からは、ユーザー（嫌なことばですね）の当然の権利であるとして、病院の名前が入った車で来るな、夜中に目立たないように来てくれと注文がつけられることがあります。

これらの市民の評価や非難は病院職員の士気を損ないます。

病院側は患者の気心を知らず、患者のほうは病院を知りません。家人が怪しいことを企んでいる気配を感じ、防御のつもりで、患者が刃物を隠し持っていることがあります。勝手を知らない家の中へ入ってゆくわけです。危険を伴うことがあります。

患者と医療者の関係がこのような出会いから始まるのでは、入院してからうまくゆくはずはありません。病院による搬送サービスは、とくに初診患者の初回入院では、まったくといってよいほど行われなくなりました。

足の便として病院が車両を出してくれることがありますが、それは患者本人が入院を希望している、あるいは入院に同意している「任意入院」の場合だけです。

拒絶患者の搬送が行われなくなった理由には、ほかに次の三つがあります。

第一は、「拘束の禁止」がゆきわたったことです。

搬送は、拘束が黙認されていたから可能でした。それが黙認されなくなりました。拘束は虐待である。市民を拘束することは、警察官以外はしてはならないという認識がゆきわたりました。

例外的に、精神保健指定医という特別な資格をもつ医師の判断に基づくなら、拘束してよいと法律に定められました。

しかし、その判断から実施までには、法律に沿った手順や記録が要求されます。段取りは簡単ではありません。指定医が居合わせていない場合はどうにもなりません。

理由の第二は、薬物による鎮静は麻酔科専門医がおこなわなければならないとされたことです。精神科医は麻酔科医ではありません。

事態が円滑に終わった場合は、医師の資格は問題にされることはありませんが、万一事故が起きたときには、おこなった精神科医が麻酔科認定医の資格を持たなかったことに対する責任が問われます。

理由の第三は、精神障害者の移送を公（都道府県）がおこなう、と法律に定められたことです。先述の移送の定めです。

「患者迎え」は患者の安全に対するリスクが大きく、医師、看護師、運転手など多数の職員を割かねばならない行為であるにもかかわらず、健康保険から給付される往診費では採算が合わない仕事です。移送を公が担うと法定されるや、病院は移送サービスから手を引いたのでした。

法律による移送の定めは複雑

「家族等があらゆる手だてを尽くしても、患者を精神科病院へ連れてゆくことができない場合には、知事が指定医という特別の資格を持つ医師の判断によって、患者を指定する精神科病院へ移送することができる」と国は法（精神保健福祉法）に定めました。精神保健法にある次の文面です。

精神保健法34条（要旨）

「知事は指定医による診察の結果、精神障害者であり、かつ入院させなければその者の医療及び保護を図る上で著しく支障がある者につき、家族等の同意があるときは、本人の同意がなくても、精神科病院へ移送することができる」

「知事は急速を要し、保護者（または扶養義務者）の同意を得ることができない場合において、指定医の診察の結果、その者が精神障害者であり、かつ直ちに入院させなければその者の医療及び保護を図る上で、著しく支障がある者であって、入院がおこなわれる状態にないと判定されたときには、本人の同意がなくてもその者を精神科病院へ移送することができる」

法律の文面をさらりと読むと、行政は受診を拒否している患者を病院へ運んでくれるように思えてきます。実際はそうではありません。

私の家族を移送してください、との要望で市民が保健所を訪ねてくると、保健所の受付では、①移送は最終の手段である（原則として行政は移送の要請には応じない）ことを理解させるために詳しい説明をします。

それでも市民が移送を要望したなら、②事前調査がおこなわれます。事前調査は行政の担当者が患者の生活している場を訪問して行います。

事前調査は、患者の身体状況、住いの周辺の状況、住いの間取り、室内の様子を詳細に把握することとされています。

移送中の突発時に備えて、警察官の同行の必要性を検討すべしともされています。

調査中には、移送はあらゆる手を尽くしても他に手段がない場合の最終選択であることを家族に理解させるようにも説明することも必要であるとされています。

これらの調査の結果をもとに、保健所では③事例検討会を開きます。

検討会は、移送の必要性の判断を求めるために、指定医に診察させるべきかの会議です。検討会において、指定医に診察させるべしとの決済が下されると、④指定医の診察となります。

指定医の診察が始められると、行政の担当者は並行して、移送入院を要請してきた家族等による⑤「移送承諾書」を作成します。

①から⑤までに数日、場合によっては数週間を要します。

これらの段取りが終われば移送が実行されるかといえば、そうとは限りません。

家の中に役所の人たちが出入りするといった気配に押されて、自分で病院へ行こうかとの雰囲気を患者が見せると、そのほうがよいですよと言われ、「受診承諾」とみなされます。移送手続きはそこで消滅します。

その後、患者の考えが変わり、「やっぱり病院へは行かない」と言い始めると、手続きは改めて①からやり直しとなります。

①から⑤まで手続きが進んでも、法の決まりは「移送することができる」です。

この文言は役所独特の表現です。その意味は「移送する」ではありません。「移送することがあるし、しないこともある」です。

家族の手でなんとか病院へ連れて行けそうだと役所（行政）の担当者に読まれると、「移送の手段がない（車を調達できない）」、「今すぐには適当な受け入れ病院が見つからない」といった口実で実施が引き延ばしにされ、うやむやにされることがあります。そのあげく家族が移送を辞退したとされてしまうことがあります。

法律には「急速を要して、家族等の同意を得ることができない場合には、移送入院をすることができる」とも定めてあります。これも「することができる」なので、移送が実施される保証はありません。

移送入院は「患者には、家族などが存在している」が、「その人たちには当事者能力がない場合を想定している」制度です。患者に家族等や身寄りがいない場合には、移送入院の手続き自体を使うことができません。

移送制度と救急搬送との違い

移送は（救急）搬送とはまったく内容が異なる制度です。

そのことは、病気や怪我を思い浮かべると明白です。搬送は受診するための手段です。入院を前提とはしていません。１１９に電話した時に、入院となるかどうか不明だから、搬送の対象になりませんといわれることもありません。病院へ連れてゆく手段はほかにはないのですかと言われることもありません。家族が立ち合えない人は搬送の対象になりませんと言われることもありません。

移送のほうの診察には病名診断をするという目的はありません。精神病であるとすでに診断されている人について、本人の意思を棚上げして入院を強制すべきかを行政が判定するための診察です。

移送においては、単身生活者で家族等の立ち合いが得られない場合は、呼び寄せて立ち会わせるまでは、移送の手続きを進めないとされています。

搬送は、医療を目的としていますが移送のほうは治安が目的なのです。

移送の実施には国は消極的だが

移送の制度を作ったものの、その実施には国は消極的です。消極的である理由を、厚労省は乱用の防止であると説明しています。

ところが、市民からの要請にはなかなか腰をあげない行政が移送に積極的になる場合があります。それは、警察が要請したときです。

自傷・他害の恐れがある精神障害者らしき人を保護したとき、警察官は処置方針を決めてもらうために、保健所へ連絡（通報）します。

警察官の市民保護の役割は、その市民を保健所職員へ託した時点で終了します。

保健所は保護した市民が措置入院に該当する人であるかの判断を下さなければなりません。そこで、保健所は直ちに指定医を警察署に差し向け、措置入院に該当するかの判断をするのです。措置に該当すると判断した場合はその市民を精神科病院へ移送します。

ところが、指定医の診察の結果、措置入院には該当しないとの判断になることがあります。「精神障害者ですが、状態は措置入院の要件には該当しませんので、私たちは帰ります」と言って、保健所職員が引き揚げてしまうと、その患者は警察に保護される前と同じ状態に戻ってしまいます。

それではまずいので、保健所は移送制度をただちに適用し、その人を移送するのです。市区町村長の同意を求め「医療保護入院」の手続きのもとでの精神科病院への入院となります。

患者に家族がいると、家族がなんとかするだろうと、行政（保健所）は家族の介入をあてにして、かえって問題が顕在化しないまま日が過ぎて、事態が深刻化してしまう場合があります。

移送は「措置入院」を前提に運営されています。措置入院を前提としない、たんに家族が「困っています」「助けてください」といった要請に対しては、医療保護入院の選択が優先されるので、行政はなかなか移送の要請には応じないのです。

行政が移送に積極的になる場合がある

移送に消極的な行政が、積極的な姿勢に転換することがあります。それは①自傷・他害の行為が現実に行われている、あるいは切迫していると感じられる事態にあるときです。

②もう一つは、犯罪が予測される長期の引きこもりの患者の場合です。

２０００年に新潟県柏崎市で、女性が長年にわたって監禁されていた事件がありました。予断に支配された捜査。犯人拘束の実行を保健所と警察が押し付けあった不手際。判決確定までの法解釈の揺らぎ、事件への犯人の親の関与。多方面から関心が集まった事件でした。犯人は引きこもりの青年でした。精神鑑定の結果犯人は「完全責任能力あり」とされました。判決においても量刑には精神障害の面からの考慮はありませんでした。この事件は精神障害とはかかわりがない刑事事件であったとされました。

マスコミが報道した刑期終了後出所した犯人の言動を知ると、犯人は、実際は重度の精神障害者であったと推定されます。

国にとっては、この事件はトラウマになりました。この事件以後、引きこもりの人が事件を犯しそうだと予測されると、速やかに移送制度を発動するという不文律が形成されました。

初回入院の期間の目安は三ヶ月

入院させたら、すぐ考えなければならないことは、退院させることです。大抵の家族は、入院させると一件落着という気分になり、患者がいない生活に慣れてしまいます。

入院させたら、すぐ退院を考えなければならないというのには、二つの理由があります。一つは家庭の側からの理由です。患者が身近にいない家庭は不自然な仮の生活です。仮の生活は、いずれは解消され本来の永続的な生活に戻ります。そのためには患者がいない家庭生活に慣れることは禁物。患者が戻って来た時の生活を想定して準備をする必要があります。もう一つは、本人側からの理由です。病院は生活の場としては欠点だらけの場、居りたくない所だからです。

学生でも、職業人でも、現場を長期に離れていると生活の勘が鈍ります。元の生活に戻るためには馴らしが必要になります。入院期間はできるだけ短いにこしたことはありません。入院が思い立たれたのは、周囲との不調和があったからです。不調和がある間は、入院はやむをえません。

不調和が持続する期間の目安は、最初の発症では、短くて二、三週間、長くなった場合は三ヶ月程度です。これは抗精神病薬による治療が導入されていない時代のデータです。急性期症状の制御には抗精神病薬がかなり有効です。現在は八割程度の患者はそれよりも短い期間で、入院が必要な状態を脱します。

しかしながら、少数（一〜二割）の患者は退院できない状態がその後も持続することがあります。その場合は入院が長期になる覚悟が必要になります。発症当初には、その後の様子がどう変化してゆくかの見通しをつけることはできません。初回入院の場合は、とりあえず三ヶ月を目途とし、三ヶ月経過後、改めて長期入院の必要があるかを検討するという方針が現実的です。

入院の実態は、無理強いと渋々

市民が外来を訪ね、担当医が入院して治療するのが望ましいと判断し、患者がお願いします、と応じて成り立つ医療契約を一般的な病気の場合には、たんに「入院」といいます。

精神科医療では、統合失調症の人が精神科病院へ入院する場合にはこのようなたんなる「入院」は存在しません。「入院」の文字の前に、どんな手続きを踏んで入院したのかを示す「任意」、「医療保護」「措置」など聞きなれない冠詞がつきます。ほとんどの場合は「医療保護入院」という手続きの下で行われる入院です。

精神科医療に縁がない読者は、おそらく「任意入院」とか「医療保護入院」という用語をご存知ないでしょう。精神科医療の世界で使われる世間離れした独特の用語です。「医療保護入院」とは、患者をさしおいて、病院と保護者の契約によっておこなわれる入院です。患者本人の同意は棚上げとされますので、「強制入院」の一つの形態といえます。精神科病院への入院のほとんどは医療保護入院です。

一般的な（統合失調症ではない）病気では、一般的な（非精神科の）病院への入院はすべて任意入院です。わざわざ「任意入院」と言うことはありません。

市民にとっては、病院はすがる思いでやむをえず訪ねるところです。しかし、精神科病院はそうではありません。患者には何があろうとも近寄りたくないところです。無理やり迫られて、渋々閉じ込められる。それが精神科病院への入院です。「任意」の語感とはかけ離れています。

精神科病院で入院といえば「医療保護入院」を指します。入院という言葉の前に「医療保護」という冠詞が付く意味は、患者を入院させることで「社会が保護される」という意味です。患者にとっては、入院治療によって治癒が達成されるのであれば、入院治療の受益者は患者であると断言できるのですが、統合失調症においては、入院医療によって治癒が達成されるとまではいえません。

現在の段階では、入院によって達成される間違いないことは、不調和となっている患者が社会から隔離されることです。患者を隔離することの受益は社会の側です。隔離される患者のほうは入院させられることで多くの不利を被ります。社会の側は入院する患者に償いを提供しなければつり合いが取れません。補償とは言えぬまでも、不利を被る患者には相応のもてなしの接遇が必要です。実態はそうはなっていません。

ホスピタリティが欠如する場所がホスピタルだというのでは洒落にもなりません。

医療保護入院の八割以上は、民間の病院が担っています。国は、民間病院を指導して、ホスピタリティの確保を患者に保証する義務があります。

第二章

退院したら、どこに住まう

退院したら、入院前の生活へ戻るというのが原則です。実際、入院患者のほとんどは家に帰ります。

しかし、なかには家へ帰ることができなくなる人がいます。

入院が長期化すると、家へ戻れなくなる確率が高まります。会社の寮や社宅に住んでいた人は、入院しているうちに解雇となって、住むところがなくなります。

去る者は日々に疎くなるものです。とくに、成人した子と親の結びつきは離れた生活をしていると綻びやすくなります。

入院している間に家族構成が変わってしまう場合があります。親が老いる、死去すると実家は代替わりします。代替わりしなくても、本人の不在を前提に家族が再構成されてしまうことがあります。

入院前本人が使っていた部屋がきょうだいの部屋になり、それが受験期であるとその部屋は使わせてくれません。近所に部屋を借りて、そこに住まわせられることがあります。「そろそろ自立してもらわなきゃ」と言われます。家族と折り合いが悪くなっていた人はとくにその傾向があります。

生駒山の麓の公園に住まわせられた人がいました。近隣から苦情があって、その人は公園から閉め出されました。都心に移って河川敷生活をしているうちに体調を崩し私が勤務している救急病院へ搬送されました。

役所からの連絡を受けて、病院へやってきた母親は、公園にはトイレも洗面台もあるし、風呂は家へ帰ってきて使ったらよいと思っていましたと言いました。

家族と情緒的な対立の兆しが感じられたなら、決定的な離反に発展するのを防止するために一時的に距離を置くように配慮をすることが必要です。しかし、別居状態はできるだけ短期間で終了させなければなりません。

患者と家族の間を引き離すことに役立つ法的支援は整備されていますが、引き離した後の支援や、関係修復を支援する手立ては整備されていません。

我が家に戻ることができない患者は病院生活を続けるしかありませんが、生活の場としては、病院は欠陥だらけです。

既婚者の場合は、入院が長期になると、配偶者も高齢になります。老老所帯、労病所帯になると患者の生活を支えきれません。

退院後、家に戻ることができなかったときの生活の場は主に四つがあります。

①アパートなどの借家
②グループホーム（障害者総合支援法の共同生活援助）
③救護施設（生活保護法）
④精神科病院

アパートなどの借家での生活

アパートなどの借家生活の特徴は、管理や干渉を受けることが少ないことです。人は群れずには生きてゆくことが困難な生きものであることを思えば、管理や干渉が少ない生活は窮屈が少ない利点がありますが、危険と隣り合わせの生活でもあります。

外出困難、一人暮らしは心細い、身辺処理が心許ないという患者を支援する制度に「訪問介護」があります。

訪問介護は看護師が住まいまで出向いてくれて、相談に乗ってくれたり、話し相手になってくれる看護システムです。

精神科訪問看護の利用

病院では看護師による看護を受けます。訪問看護はその看護を自宅で受けられる仕組みです。一般的な訪問看護は身体的な課題に焦点が当てられますが、精神科訪問看護ではさらに「こころのケア」「精神面のサポート」を行いますと精神科訪問看護ステーション作成のパンフレットに書いてあります。

利用の申し込みは、現在かかっている病院や診療所（主治医）が窓口です。主治医に訪問介護を利用したいと申し出てください。

そこの病院やクリニックが訪問看護を行っているなら、所属の看護師を派遣してくれます。そこが訪問看護をしていない場合は、最寄りの訪問看護ステーションを紹介してくれます。

訪問看護ステーションは主治医から「精神科訪問看護指示書」の交付を受けます。指示書がなければ介護保険や健康保険からの公的負担を受けることができません。

指示書に基づいて、ステーションは訪問看護を行うのです。

ステーションは　1　生活リズムの確立、2　家事能力、社会技能等の獲得、3　対人関係の改善、4　社会資源活用の支援、5　薬物療法継続への支援、6　身体合併症・悪化の防止などに留意して訪問看護を行うことになっています。

看護師には患者に指示を遵守させる権限は付与されていないので、大方の指導は口先介入にとどまります。看護の実効は、看護を受ける患者の意欲と看護を受け持つ担当看護師の熱意・迫力・説得力・力量といった個人的条件に左右されます。

住まいの衛生状態の惨状の改善を企図して、訪問看護の利用を薦めたことがあります。二ヶ月かかって住まいが綺麗になったところで、患者から「訪看さんはもういいです」と断りが入りました。「私の役割は便所掃除だけだったのでしょうか」と訪問看護師は私に不満を表明されました。

これに似た見聞は枚挙多数です。

そのようなとき「再びトイレが汚れて手がつけられなくなったら、あの人はあなたのことを思い出して、またきて欲しい、と言いだすと思います、それが訪問介護の意義です」と私は答えます。

患者が便所掃除のコツを会得したことは統合失調症の病状改善であるとはいえません。しかし世の中に助けてくれる人が存在していることを知り、困ったときに「助けてください」と言えるようになったなら、それは、まぎれもなく病状改善です。

訪問看護を利用するために、主治医指示書の発行が必要となっているのは、訪問介護の質を確保することが目的ではありません。一人の患者に複数の訪問看護センターが関わる事態を避けたいとする国の財政節約の目的です。

訪問看護には利用料が発生します。利用料の負担は健康保険や介護保険のシステムに似ています。

費用のかなりは公的保険でまかなわれます。介護保険対象者は介護保険が、介護保険対象者でない人は健康保険が負担します。残りは患者の負担です。

患者の負担は保険負担分を除いた後の全額ではありません。患者ごとに負担の上限額が定められて、その上限額までが患者の負担とされます。

患者負担の上限額は、その人の家庭の地方税の納税額によって異なります。この決まりは医療費の公的保険の患者負担のシステムと共通しています。

グループホームに住む

統合失調症の人が公的支援を受けて生活する場にグループホームがあります。

グループホームは、数人程度の障害者が一つの施設に生活し（居室は個室）、そこに世話人と呼ばれる職員が一施設に一人配置されるという形の共同生活の場です。生活の場とはいいますが生活の世話は終日ではありません。一日の生活時間を日中活動時間と夜間に二分し、グループホームが提供するサービスは夜間の時間帯だけです。

政府はグループホームの利用者を自活能力がある人であると想定したので、日中の時間帯はそれぞれが好きに過ごして下さいという運営になっているのです。

配置される世話人の役割はアパートやマンションの管理人の役割に似ています。入居者の世話というよりも施設の維持管理、世話、役所との連絡業務に重点があります。

パンフレットには排泄等の介護がうたわれています。これはお尻を拭く、下着を替えるといった世話をしますという意味ではありません。トイレが詰まったら対応しますという意味です。実際、グループホームのトイレはよく詰まります。

政府はグループホームの利用者はある程度の自活能力がある人としました。

しかし実際は、入所者のなかには自活能力の低い人がいます。そのような日中にも介護サービスが必要な人に対しては、外部の居宅介護事業者の手配をすることになっています。このやりかたを政府は「外部サービス利用型の共同生活援助介護」と名づけています。

日中と夜間は別のサービスだとするのが政府の方針です。しかし、夜間だけでなく日中も同じ事業所の介護サービスを受けたいという利用者が多数います。

そこで政府は、「介護サービス包括型」という特別なタイプのグループホームも作って、そのようなタイプの人の支援需要に応じることにしています。

入居までの手続き

グループホームの利用の申し込みの受付は市町村役場です。申し込みを受けると、市町村は障害支援区分の認定調査を行います。グループホームは、障害者総合支援法にもとづく介護給付の一つです。利用するためには、次の①〜⑥の条件を満たしていることが必要です。

①精神福祉手帳を持っている。精神疾患により障害年金を受給している。もしくは自立支援医療制度（通院公費）を利用している。

②主治医がいて定期的に通院している。

③障害者総合支援法の介護認定を受けている。

④日常の生活はほぼ自分でできる。これは食事は自己調達（自炊または外食、レトルト食品や弁当などの購入）が原則だからです。

⑤就労している。あるいはデイケアに通うなど、日中はグループホームの外で活動ができる。これはグループホームは原則日中のサービスをしないからです。

⑥障害年金などの一定の収入がある。これは上記①と重複します。利用には費用負担が発生するからです。

申し込みの前に施設に行き、説明を聞き下見をします。このときに面接があります。利用予定者は施設の設備や運営の状況の様子を見ます。同じように、施設のほうは、利用予定者が施設に馴染めそうか、人となりを見ます。施設と申込者が合意したなら、利用契約を交わします。

利用期間

制限はありません。1年ごとの契約更新です。

費用負担はどうなる

グループホームの利用には、障害者総合支援法の定率負担分と実費負担分を合わせた額が必要です。

定率負担分とは、部屋代（家賃）に相当する費用のうち、障害者総合支援法の負担を引いた後の自己負担のことです。部屋代（家賃）は施設によって異なります。また、負担額は利用者の収入条件によって異なります。

負担額は本人の納税額によっても異なります。無所得の人は負担はありません。所得がある人は一割負担が原則です。それにも上限が定められています。定められた上限を超える負担は不要です。上限は最大で月額3万2700円です。実際は負担額が上限額一杯に達する人は滅多にいません。よほど高所得の家庭の人だけです。

実費負担分は、共用部分にかかる水道光熱費いわゆる共用費のことです。地域によっては町会費が必要です。

このほか入居時一時金が必要なことがあります。アパートでいえば保証金・敷金に相当するものです。入居時一時金は全額自己負担です。

グループホームの課題

政府はグループホームの利用者を自活能力がある人と想定したので、入居の条件は自分のことは自分でできる、です。日中の時間帯はそれぞれが好きにしてくださいという運営となっています。日中の過ごし方についてはは干渉も、支援もありません。

したがって、入居するには日中は外で活動する人という条件があります。ゴロゴロ黙考系（無為・好褥タイプ）の人は入居対象ではありません。

利用者には、身寄りがない人や家族一緒に生活することができない人が想定されています。家人と折り合いが悪くなった理由のすべてが、家人のほうにあることは滅多にありません。そういう人があかの他人と共同生活を行うのは難しいことです。

利用者は、家が手狭で、本人の居室が得られなくなった事情の人、単身者で病院を退院できることになったものの、アパートなどが見つからなかった人が対象になるようです。

部屋代の9割分を障害者自立支援法で負担してもらえるのはメリットです。しかし、生活保護であれば家賃の全額が給付されます。場所選択の柔軟性を考えると、安い家賃のアパートで独り暮らしをするほうが、好都合という場合があります。

救護施設（生活保護法）に入所する

救護施設は、生活保護法にもとづいて運営されている障害者の生活施設です。

原因を問わず日常的な生活をおくることが困難な人が入所の対象となります。いろいろな障害がある人、障害者ではないが、市中で生活ができない事情がある人が入所しています。全員が生活保護の対象者です。

入所者は障害の種類を問わずですから、様々なタイプの障害者が一つの寮で生活をしています。

救護施設は全国に２００ヶ所近くあるといいます。約2万人の人たちが生活しているそうです。

入居者の30％は精神障害者。身体障害と精神障害を併有している人は5％、精神障害と知的障害を併有している人は３％です。救護施設は精神障害者にとっては重要な社会資源です。

入居者の病状が重篤化することがあります。施設の看護機能では対応できなくなることが多いので、精神障害の患者の比率が高い救護施設は精神科病院と連携しているのが一般的です。グループホームが身の回りのことはほぼ自分でできる人を対象にしているのに対し、救護施設は独力では日常生活が困難な人を対象にしていますので、要介護度が高い人が入所しています。したがって生活支援は24時間体制です。

申し込みの相談受付の窓口は市区町村の福祉担当の係です。

精神病院へ留まり続ける

アパートであっても、グループホームであっても、救護施設であっても、暮らしてゆくには人間関係をさばかねばならないという課題はつきまといます。統合失調症は人間関係をさばくことが不得手です。統合失調症の人が多く集まる場は、人間関係をさばくことが下手な人たちが多数集まっている場であるともいえます。

下手だから、不得手だから、人間関係を避けて生活をするというのであれば、統合失調症の人々が多数集まる場は人間関係が希薄な世界となるはずです。人間関係による摩擦が起きにくい世界になるはずです。実際はそうはなりません。逆に摩擦が多い世界になっています。

そのため、統合失調症の人が多数を占める生活の場で働くスタッフは、集まっている人たちによって発生する摩擦を減らすことに多大な工夫と気遣いが要求されています。

共同生活の要素が多い生活の場は、共用設備が多い生活の場です。そこで生活をおくるためには共用生活用具の使用の心得が必要です。心得の多くは明文化されていません。不文律の掟として生活空間に漂っています。

統合失調症の人たちは明文化されている規則を遵守することは得意です。しかし、明文化されていない、漂っている掟を拾い上げることは不得手です。言われなければ気がつきません。

そう書いても大方の読者は想像しにくいと思います。具体的な例として、水を使うという場面を挙げましょう。

朝は洗面歯磨き髭剃りをしなければなりません。家庭と違います。一人が一つの洗面台を使うというわけにはゆきません。長い流し台に幾つかの蛇口が並んだ洗面所です。そのような構造の洗面台を使う上での掟は、腰を屈め、吐水が跳ねて横にいる人にかからないように、口元をできるだけ流し台に近づけることです。

ついでながら、洗面室へ出入りするときにはドアを一気に開けてはなりません。まず、一割程度開けて、一呼吸の間をおいて、残りを開けます。鉢合わせを避けるための心得です。

洗濯機の使いっぱなしは掟違反です。使った後は、備えてあるタオル雑巾で水気を軽く拭き取っていてから蓋をします。

入浴にも掟があります、ドボンと浴槽に入ってはなりません。うんこしっこを出すところと脚を入念に濯いでから浴槽に入ります。

これらの心得は入所時に、ここの決まりであると説明されると、統合失調症の人も統合失調症ではない人も従うことに抵抗を示す人はいません。

ところが統合失調症の入所者には、このルールを守らない人が少なくありません。そのような統合失調症の人はスタッフにルール違反を叱責されると、入所時にはそのような説明はなかったから知らなかったと弁解します。

入所時の説明に関心がなかったから、説明が記憶に残らなかったのだろうと想像します。そのような人も指摘を繰り返されているうちに、ルールを認識するようになります。

ひとたびルールを認識すると、統合失調症の人には、ルールが気になって仕方がないというように、仲間のルール外れを非難的に指摘し、順守を要求する人がいます。

このような人たちは、入所当初の体験から学習して、二つのタイプが強化されてゆくように思われます。一つのタイプは施設暮らしという共同生活に嫌悪感を抱く方向へ強化されてゆくタイプです。

見ていない、聞いていないことから繰り返してきた過去の失敗の思い出が、ここにきて蘇ることが不愉快なのだろうと私は想像します。

もう一つのタイプは、モノ言えば唇寒しとばかり、発言・主張を控えて人間関係が最小になる暮らし方が強化されてゆく人たちです。

共同生活に馴染むことを苦手とする人たちは、施設の生活は心が傷つくことが多いと漏らされます。

これらの人たちが閉鎖的な環境で共同生活を営むのは至難なことです。時間の経過とともに施設のスタッフと入所者、入所者と入所者の間に力（体力、言語力、対人支配力）の差が生じます。支配関係ができあがります。この構造が摩擦のもとになります。

トラブルが起きると、施設のスタッフに「病状悪化」とか「再発」とみなされることがあります。患者は施設を退所させられて病院へ戻されます。

大抵は摩擦に起因する不満、不機嫌の表出なのですが、その報告を聞いた親族は、家でみるのはまだ無理だという解釈になります。不機嫌が収まっても患者は家に帰ることができません。

施設から適応困難とみなされた患者のなかには、不機嫌状態を脱した後も、施設に戻ってくることを拒否されることがあります。

精神科病院へ留まり続ける

行き先を絶たれた患者は病院へ留まり続けるほかはありません。歴史が長い病院には、3年5年どころか数十年の長期在院となった患者がいます。社会的入院といわれます。

精神科病院の退院理由の1位は死亡です。患者たちはこれを自嘲的に棺桶退院と呼んでいます。

我が国は統計上、人口に比して精神科病床が最も多い国であることが、国際的な非難の的になっている、とよく言われます。統計は、我が国の精神科病院が欧米でいうナーシングホームの役割を兼ねていることが反映しているのです。ナーシングホームとは障害者生活施設です。社会的入院を非難的に指摘する人たちが、改革案として、繰り返しセットとして持ち出すのは、精神科病院類似施設への転換促進論です。第二精神病院案といわれます。第二精神病院は将来、安上がり日本型ナーシングホームとなることが透けて見えるので、転換促進論には賛同する人たちは少ないというのが現状です。

精神科病院へ留まり続けることになった（元）統合失調症のかなりの人たちは高齢になると、老年認知症になります。

第三章

就労支援

十代後半から六十代半ば、世に言う稼働世代にある統合失調症者にとっては、就労は重要なテーマです。

重要ではありますが、就労支援を考えるときには、就労至上の考えにとらわれすぎないことです。

就労は生活を充実させる要因の一つです。重要ではありますが、就労そのものは生活の目標でもゴールでもありません。就労以外に患者の生活が充実する手立てがある人は就労にさほどこだわる必要はないと考えます。

しかし世間は、統合失調症の患者が働くこと、働くようになること、患者を働かせることにこだわります。医療者も病院も例外ではありません。

労働の医療的意義が証明されているわけではありませんが、精神科医療のなかに「作業療法」という用語が採用されていることは、労働の医療的意義が認められている表れのように思われます。しかし、麻雀遊びと洗濯挟み組立て作業の治療的優劣を比較することには意義がないことと誰でも思うでしょう。

お手伝いの効用

就労の前段階ともいうべき子どもの生活に「(家庭での) お手伝い」があります。

医学では重要視されることはないのですが、子どもの脳の成育にとっては、お手伝いは教育や医療に劣らない意義があります。

お手伝いには、根気、集中と持続、工夫、予測と配慮、知識の収集とその利用、有形無形の報酬効果の体験、養育者との相互関係の学習など、成長期の脳機能を充実させるために役立つトレーニングの要素が幅広く含まれています。手洗いの必要性を認識させる場合、しつけ的に小うるさく手の洗い方を説明するよりも、おにぎり作りを手伝わせて「綺麗に手を洗うって大事だね」と言ってあげるほうがよほど効果的です。

働き方の形態は三つある

働く場は三つ

統合失調症の人が働く場は、1．一般企業の勤め人として働く、2．障害者雇用を目的とした職場で働く、3．親や親類などが運営する職場で働く、の三つがあります。

1．2．については国の制度的支援が用意されています。3．についてはそのような支援策はありません。

公的な就労支援の制度

働いている統合失調症の人のほとんどは、一般企業の勤め人つまりサラリーマンです。これは役所が発表する統計から書いているのではありません。私がそう感じているのです。

なかには非正規雇用となっているため国保資格の方がいますが、私が対応している就労年齢の患者の過半数は職域健康保険の被保険者（保険本人）の資格となっているからです。

このことは家族経営企業が減少して国民総サラリーマン化している趨勢の反映と、稼ぐ力から見た家族機能が衰退していることの反映もあるのかもしれないとも想像します。

私の周囲では世帯主だけが働いている家を一馬力、世帯主夫婦が就労している共働き世帯を二馬力というのですが、物価の上昇に給料の上昇がついてゆかないため、二馬力世帯が当たり前となりつつあります。その結果、精神障害の人の健保本人資格者が目立たなくなったということがあります。統合失調症の人の就労と、その人たちに健康保険証を交付する企業が着実に増えている反映とも感じます。

職探しの段階

ネットやチラシでの求人が増えていますが、職探しはハローワークを通じて申し込むのが安全で現実的です。

職探しにあたっては、自分に向いた仕事、やりたい仕事を優先して探すことはしないでください。今出ている求人のなかから、その職は自分には到底耐えられそうもないと思われる求人を除外したうえで、雇ってくれそうな求人先へ応募することにしてください。

人を必要としているから、求人が出ているのです。自分に折り合える条件のようだと判断したら、縁と思って応募しましょう。

縁といっても配偶者選びとは違います。入ってみて、違うなあと感じたら深みにはまらないうちに職替えをすることをお勧めします。

辛抱が必要なのは雇われる側だけではありません。今はもう一つだけど、そのうちに戦力になってくれるだろうと、企業側も辛抱しています。

仕事の手ほどきをして、やっと馴れてくれたと思った頃、辞めますと言いだされるのでは企業のほうは迷惑です。

職替えを思い立ったなら、退職の意志表明は早めにすることが望まれます。

病歴は隠さないほうがよい

求人側は履歴書を読んだ後で、応募者の人となりを知るつもりで面接をするならば、応募者の精神的能力については見当がつくものです。

意図的に病歴を内緒にしておくのは、かなりの負担になります。この負担は不快で無益です。わざわざ喋ることではない、わざわざ隠すことでもない、の姿勢で面接に臨むことをお勧めします。

病気のことが知れたら、採用されない恐れがあるから秘密にして面接に臨むのがよいという人がいます。真に受けないほうがよいアドバイスです。

どのような特技の保有者であっても、精神病の病歴がある人は採用しないとかたくなに決めている社風の企業なら、採用されても居心地はよくありません。そのような企業は初めから避けるというのが生活の知恵というものです。

オープンとクローズ

障害者であることを知ってもらったうえで就職することを福祉の世界では「オープン」、障害者であることを伏せて就職することを「クローズ」といいます。

統合失調症の場合は、外見からは障害者であることは分かりません。どちらの選択も可能です。私はオープンで求職に臨むことを勧めています。

オープンにすることの利点

オープンにすることの利点は、採用に至るまでのハードルが低くなることです。

企業はまず、欠点を探すという目で応募者をふるいにかけます。欠点が許容範囲内にあると判断されると、重心は応募者が自社に有益な人になりそうかに移ります。

健常者の場合、口下手であったり、物足りなさが感じられても、コネがあったり、見た目がよかったり、学歴や資格があったりすると、多少の欠点は相殺されることがあります。

統合失調症の人の場合にはそのような見方からの加点は期待できません。クローズで応募する場合には、まず、欠点を探されるというハードルを越える必要があります。

企業には、「和をもって貴しと成す」を重視する雰囲気があります。このキャッチフレーズは聖徳太子が言いだしたそうです。みんな仲良くという意味だと言う人がいますが、聖徳太子は御曹司として生まれた人です。御曹司が小学校の先生のようなことを言うはずはありません。言っていたとしたら、そのこころは「私に逆らうな」の意味だったのでしょう。

時間をかけても馴染んでくれそうもない応募者、時間が経つと逆らう存在になりそうな応募者をてっとり早く検出しようとして、面接時に挑発的な質問、的外れな質問、無礼な質問、困惑しそうな質問を応募者にぶっつけて反応を見ることがあります。

人を試すことをしない人は、試されていることが分かりません。挑発的な質問を真に受けて、失敗することがあります。過敏な人はバカにされた、こころが傷ついたと、まともに反応することがあります。

応募者が精神障害者であると知ったうえでの面接ならば、そのような意地悪な質問を受けることを避けることができます。

病歴を隠しての応募は不利

応募者が採用予定者の数を上回ると、競争が生じます。企業は、貢献度が高そうな人、つまり給料以上に働いてくれそうな人を選びます。健常者と同じ土俵で競うことは統合失調症の人には不利です。

オープンの利点は就職してからも続く

持病に起因する不得手の領域は人によって違います。不得手なところを予め雇用者に知っておいてもらえるなら、企業に入ってから、無理な背伸びをせずに済みます。

就職してしばらくは、心細い思いがつきものです。統合失調症の人は緊張と不安を強く感じる人が多く、新しい人間関係に馴染むのに時間がかかるようです。

職場に入るに際して、上司に自分の弱点をも含めて同僚に紹介してもらうなら、ぎこちなくても大目に見てもらえます。以後の同僚との付き合いが多少は楽になります。それが可能なのはオープンなればこそです。

統合失調症はありふれた病気です。たいていの人は親類のなかの一人〜二人くらいには、それらしき人の心当たりがあるのが普通です。理解者を得ることはさほど難しいことではありません。

障害者雇用率を高めたい企業へ応募するのであれば、精神保健福祉手帳を取得しておくと受け入れられやすくなることがあります。

就労準備性を高める

統合失調症の人が就労を思い立ったなら、準備が必要です。

準備とは①体力を養っておく、②出勤時間に合わせた一日のスタートができるような生活リズムを身に着けておく、③バランスが取れた食生活ができるようになっておく、④自分の弱点（疲れやすさ、不得意な分野）を認識しておく、④体調を崩す前触れ、体調悪化サインを理解しておく、などです。準備とは、これらの弱点を認識しておくことです。

弱点を想定して予め対応を考えることを、精神障害者の就労支援に従事している福祉関係者は「就労準備性を高める」と表現しています。

労働条件を検討する

労働時間

条件の第一は、就労時間です。無理は禁物です。体力、気力と照らし合わせて、長続きできそうかを検討してください。

がんばると無理をするは別事です。無理はいけません。

通勤距離

条件の第二は通勤距離です。遠すぎる職場は通勤するだけで消耗します。

給料

第三の条件は待遇。つまり給料です。これにはこだわらないことを勧めます。就職時の給料は、応募者の希望や雇用者の都合で決まるものではありません。相場で決まるものです。雇用者は世間の相場には勝てません。求職者も相場には勝てないと思ってください。

障害者に配慮がある職場で働く（特例子会社）

障害者に配慮がある職場で働くことを福祉的就労と呼ぶことがあります。その目的で作られた就労の場に特例子会社があります。

一定の規模を超える企業には2％程度の障害者の雇用が義務づけられています（障害者雇用促進法）。

この法律の対象となる障害者は知的障害者と身体障害者でしたが、近年は精神障害者も加えられています。

特例子会社を運営する親会社は、障害者雇用率の算定上、子会社と一体とみなされます。

現在特例子会社は全国に約５００社あります。従業員数は50万人を超えています。

特例子会社で行われている業務は、郵便物の仕分けや名刺などの社内印刷物の制作などの経理総務のサポート業務、親会社の清掃、厚生施設の運営などです。

特例子会社への求職の申し込みは、ハローワークです。統合失調症の人の申し込みは、精神保健福祉手帳を持っていることが条件です。

障害者雇用を目的とした職場（就労支援事業所）を利用する

長年月、就労から遠ざかっていた人や統合失調症者として生活をしていた人は、多少の支援や配慮を受けても、特例子会社を含め、一般労働者として職場に適応するにはかなりの困難に遭遇します。

そこで、障害者の就労を目的に特化した職場が公的に設定されています。「就労支援事業所」と呼ばれています。

就労支援事業所の「A型」と「B型」

就労支援事業所は、事業所と利用者が雇用契約を結ぶか、結ばないかの違いから、「A型」と「B型」の二種があります。

「A型」は、雇用契約を結んで、給料をもらう形態です。給料は時給です。地域に定められた最低賃金が支給されます。

「B型」は、雇用契約を結ばない就労形態です。支給される賃金は給料とはいわず、工賃と呼びます。工賃はA型の賃金の4分1程度です。

就労支援事業所へ入るには、オープン、クローズの区別はありません。すべてオープンです。病気病歴を隠すといった気を遣う必要がないという長所がありますが、給料が安いという短所があります。

一般企業へ入るための通過体験の場所と考えて就労支援事業所を利用するのも一つの方法です。

なぜB型の工賃は低いのかというと、それは政府が工賃を働きの対価であるとは認めないからです。治療の一環と考えているからです。

就労支援事業所の説明や利用の相談は、病院のワーカーや市町村役場が乗ってくれます。

職に就いたら（定着のために）頑張ろう

わが国には長く勤める人は偉いとする文化があります。一日でも先に職場に入った人を、先輩と呼んで、理屈抜きに敬う文化です。短期間で職替えをする人を尻（ケツ）割りといって、理屈抜きで軽んじる国民性があります。就職後の課題はいかに長く務めるかです。

統合失調症の人の就労が途中で行きづまる原因に疾病特性が作用していることがあります。「見ない、聞かない、その上で考える」という情報収集機能の弱さによる失敗です。

情報収集機能の弱さを、想像によって補うやり方は周囲から好感をもたれません。気をまわしすぎる人とか妄想系の人との評価を受けることがあります。

仕事を続けるために欠かせないことは、同僚や上司に信頼されることです。信頼の形成は実績の積み重ねの結果です。信頼を得るまでには時間を要します。

頑張らないほうがよいという意見に賛同する風潮があります。そのような風潮に乗ってはいけません。頑張らない人は信頼を得ることができません。

頑張ることの利点は応援者を得ることができることです。応援者は募集して集められるというものではありません。自然発生です。そのためには頑張っていることを上司や同僚に感じてもらうほかはありません。

頑張っていても応援者が現れるとは限りません。しかしいつでも引くことができるように斜に構えている人は、周囲から応援しようという気持ちを引き出すことができません。

「頑張らないほうがよい」という流行の主張に影響を受けたのでしょうが、頑張ることに抵抗を感じるという人がいます

そういう人は「ひたむき」「一生懸命」「熱心」。これらのなかから自分に抵抗がないことばを選んで自分を励ますことばにすることをお勧めします。

第四章

「判断」を他人に託す（後見など）

統合失調症者のなかには判断機能が低下する人がいます。

判断力が低下した人には、低下した機能を補う手立てが必要です。

代理行為は、その一つです。本人が処理すべき用件を、処理できなくなったときにその用件を誰かに委託して処理してもらうことです。

お使い、買い物をはじめ代理行為は私たちが日常的にやっている共助行為でもあります。

日常の代理行為は「頼んだよ、私の意図は分かっているでしょう、よろしくね」と頼む人の大まかな依頼をもとに、委細は暗黙の了解で処理されます。

任意代理契約

ところが暗黙の了解だけでは、委託した人の意図どおりには要件が処理できないことがあります。

役所に届けをする、銀行で預金を引き出すときなどです。そのようなときに行われるのが委任です。法律用語の任意代理契約です。

任意代理契約は、頼むにあたって、曖昧な形で依頼するのでなく、依頼する内容を明示して委任します。

任意代理契約による支援は私的支援です。信用の面で頼りないところがあります。

依頼の内容が、銀行へ預金の引き出しに行ってもらう場合、判断力がなくなった人が書いた委任状であっても代理行為は有効です。カードや登録印と通帳が揃っていたら、委任状を持ってきた人に銀行はお金を渡します。お使いが悪い人であると、依頼者の財産保護に不安が生じます。

逆に、お使いが代理の役割を果たすことができないことがあります。窓口の行員に怪しまれると、引き出しを断られます。

不動産の相続、管理や処分など、お使いのレベルを超えた経済行為を誰かに委ねなければならないことがあります。その役割を私的支援に頼るのでは、託された人には荷が重すぎます。託す相手によっては、託した人が損害を被る危険があります。

そこで、判断機能が不十分な人の私的代理契約の頼りなさを補うための支援の仕組みが設けられています。「成年後見制度」「任意後見制度」「日常生活自立支援事業」などです。

成年後見制度

後見に「成年」を冠しているのは、親がいる未成年者はこの制度の対象ではないという原則を示すためです。判断機能の低い未成年者への保護支援は親の役割だからです。成年後見制度は高齢痴呆をこの法律で保護するという意味も含まれています。

「成年後見制度」は「法定後見」と「任意後見」の二つに分けられています。

二つに分けられているのは、対象となる人の判断力低下が始まる時期の違いによる区別です。「法定後見」はすでに判断能力が不十分となってしまっている人、判断力がダメになってしまった人が対象です。

決めるのは家庭裁判所

「法定後見」の手続きは、家庭裁判所が後見人を選任することから始まります。すなわち家庭裁判所は、対象者が判断能力を調査し、判断能力に欠ける人であると判断すると、対象者に替わって民事法律行為を行う人（後見人）を選任します。ここが後述する任意後見との違いです。

申し立てをする人が必要

先ず対象となる人の判断力がダメになっているかを判定しなければなりません。判定を受けるためには、誰かが家庭裁判所に、この人の判断機能はダメになっています、と申し立てねばなりません。申し立てる人のことを、「申立人」といいます（後見人になる人のことを受任者といいます）。

申し立てができる人は、本人、配偶者、４親等以内の親族、未成年後見監督人、補佐人、補佐監督人、補助人、補助監督人、検察官、市町村長です。

日頃世話をしているといっても、勤め先の同僚や上司とか、住まいの大家といった関係の人が申立人になるというわけにはゆきません。

申し立てがあると、家庭裁判所は申立人に、この人のことを知っている医師に診断書を書いてもらってくるように命じます。このとき診断を書く医師には特別の資格は必要としません。医師ならば誰でもよいことになっています。

病院へ入院しているか施設入所となっている場合は担当医や嘱託医師に診断書を書いてもらってください。

家庭裁判所は、その人が判断力障害者であると判断すると、後見人選任の作業をします。このとき申立人が適任と思われる人を候補者の欄に記載すると（裁判所がその記載に拘束されるというわけはありませんが）選考に考慮されます。

家庭裁判所は後見人を選任するときに、後見人の権限の範囲も決めます。

後見人の役割

後見人の権限は、①補助、②補佐、③後見の三つに分かれています。

補助と補佐は判断能力の障害が軽い人のために、後見は障害が重いと判断された人のために設定された類型です。

後見人の役割は、対象者の生活の質を確保し、意向に沿った生活の実現に配慮しつつ「財産の活用」と「身上監護」をすることです。「身上監護」とは、医療や介護、施設や住居に関する契約支払い等の行為です。

後見制度は生まれつき（産前性）の知的障害、加齢や脳外傷に伴って判断機能が固定的もしくは進行、悪化してゆく脳機能不全の市民の保護を念頭においています。

この類型は統合失調症に当てはめるには難しいところがあります。統合失調症の人の脳機能不全は固定的不可逆的であるとは限らず、進行性であるとも限りません。障害の表出は状況依存的であることが少なくないからです。

適切な判断をするためには、根拠となる正しい資料の収集が前提です。統合失調症の人には資料を収集する能力が低く、資料収集の作業が不正確であることが少なくありません。見落とす、聞き落とす、うかつな人です。判断機能が低下しているとみなされていても、判断機能は保持されている人は少なくありません。

判断機能を活用しない、あるいは資料の収集が不完全なまま判断するので判断力が低下しているように見えるのです。

大抵の患者は周囲から判断の欠陥を指摘されても、受け入れません。脳機能の不全が生じている時には同時に意識視野の狭窄や記憶機能の減弱を伴うので、失敗の記憶が残りにくい傾向があるからです。

患者の言い訳を聞いて、この人の判断機能はさほど低下していないことに傍の人が気づくことがあります。このため病気に起因する失敗だろうとする同情的評価が、なんだ、結構分かっているではないか、ずるいぞと非難的評価に変わることがあります。しかしこれらの行為選択の失敗を招いた基盤は統合失調症の疾病特性にあるわけですから、非難的に扱うことは誤りです。

後見制度を利用するための受付はどこ？

最寄りの家庭裁判所です。

市町村役場から委託を受けた社会福祉協議会が「権利擁護センター」「成年後見センター」を設置してあれば、相談はそこでも応じてもらえます。市町村役場に問い合わせて下さい

後見制度を利用するのに必要な費用はどのくらい？

家庭裁判所に手数料を納める必要があります。市町村に本人や申立人の戸籍謄本や住民票の交付手数料を収める必要があります。診断書を書く医師に診察料と診断書料を払う必要があります（医師がかかりつけ医である場合は診察料の必要はありませんが診断書料は必要です）。

これらは合わせて計1万円程度です。

家庭裁判所の判定に納得できないときには「鑑定」が行われる

患者の判断機能は障害の状態にある、あるいは補助、補佐、後見に該当するとする家庭裁判所の判断に関係者が納得できないときには、不服の申し立てができます。不服の申し立てを受けると、家庭裁判所は「鑑定」を行います。

鑑定に当たる医師は家庭裁判所が決めます。大抵は始めに診断にあたった医師に鑑定の引き受けが打診されます。引き受けてもらうことになると約30日をかけて、さらに詳しい鑑定診察が行われます。

診断書を書いた医師に鑑定をさせることは適切ではないと裁判所が判断したときには、裁判所が保有している医師の名簿の中から選択して鑑定診察を依頼します。

鑑定のための診察料、診断書料は合わせて数万円から十万円程度です。

後見人の役割（後見人は本人が果たすべき「行為」を代行する人ではない）

市民のなかには、後見人は本人の代理の役割を果たす人であると理解している人がいます。そうではありません。後見人は代理人でありません。本人に代わって判断を下す人です。

判断については、後見人の権限は本人と同じです。ということは、本人が判断のしようがない事項については、後見人が代わって判断をすることもできないということでもあります。

延命処置をしているがんの患者が意識不明の重篤な状態に陥った場合には、延命処置を続けるとか打ち切るとかの判断を患者本人はできません。患者本人が判断できないことについては、後見人も判断することはできないのです。

後見人には患者に医療を受けさせる役割があります。身上監護がこれにあたります。これは病院へ連れてゆくという意味ではなく、医療費を払うという意味です。

法定後見に伴う問題　その①

法定後見の制度には、二つの問題が生じることがあります。一つは、配偶者や子どもが後見人に選任された場合に起きます。

配偶者や子どもは推定相続人です。後見対象者の資産は、いずれ自分のものになると考えられがちです。本人のために財産を使うと、先で自分が相続するはずの資産が減少するので、財産活用に消極的になる傾向が生じるという問題です。

後見対象者に配偶者がいる場合には、配偶者が後見人に選任されることが多いのですが、夫婦仲が円満であるとはかぎりません。この場合も配偶者である後見人は、患者のために財産を使うことを渋ります。

法定後見に伴う問題　その②

もう一つは親族以外の人（司法書士、弁護士など）が後見人になった場合です。対象者の資産や収入が少ない場合には、後見人への報酬が負担になるという問題が生じます。

後見人への報酬額は家庭裁判所が決めます。金融資産が1000万円以下の場合は月額2万円が相場と聞きます。5000万円以上では月額5～6万円だそうです。

金融資産が500万円以下という人や、報酬を支払うことができない人には、これら職業的な他人（弁護士、司法書士）は後見人を引き受けたがらない。後見人になっても、本人に会おうとしないなど、おざなりな仕事ですますことが起きがちだといわれます。ときには、対象者の財産を後見人が勝手に処分することがあって、揉めることがあります。

ひとたび後見人を決めると、よほどの不祥事がない限り、後見対象者は後見人との関係を解消することはできません。報酬をいつまでも払い続けなければなりません。後見人への仕事に見合わない報酬のことを巷間では「眠り口銭」といわれることがあるそうです。

法定後見に伴う問題　その③

法定後見の制度には世間の常識とのずれがあります。

法定後見制度が行われる前は、多少の判断機能に頼りなさがあっても患者の経済行為のかなりは周囲の人たちの手伝いによって、世間の常識をもとに処理されていました。ところが法定後見制度が浸透すると、役所、金融機関、不動産業者、福祉事業者などは、この制度を盾に、杓子定規にことを進めるようになりました。

後見人がつくと日常生活費を超える金額を預金から引き出すといった行為を、本人はできなくなります。親族の結婚祝いや住宅普請に際してほどほどの支出をすることも、施設入所の手続きも、権限は後見人に握られます。

弁護士など職業的法律家が後見人に任命された場合、後見人は患者の財産保護の役割を重視し、通帳やカードをすべて管理し、預貯金の引き出しに全く応じなくなる事態になることがあります。家族旅行の費用などを患者の貯金から引き出すことは、後見人から横領とか使い込みとみなされることがあります。患者は自分が信仰する宗教団体に寄進をしようと思ってもできません。後見人を選定すると、患者は窮屈な生活を強いられることになります。

対策としては後見制度の利用を避けることがベストです。そうはゆかないのであれば、ベターな手段として後見制度の利用となる前に、預貯金を親族名義の普通預金通帳に移してキャッシュカードを作っておくことをお勧めします。本人名義の預貯金が少なくなると後見人報酬も少なくなるというメリットも生じます。万一疑われるような事態になるとしても、収支の説明ができるなら横取りといわれることは防がれるでしょう。

任意後見制度

後見制度にはもう一つ、任意後見制度があります。これは、①現在は判断能力に障害がないが、先で病状が重篤化し判断能力が不十分な状況に陥った時に備えて、予め本人と後見人になる予定の人（任意後見受任者という）が任意後見契約を結ぶ制度です。

任意後見制度の特徴は後見監督人が選任され、事務を監督することです。後見人に代理権が拡大される恐れが回避できます

②本人の判断能力が不十分になった時点から任意後見人が契約によって決められた「財産管理」と「身上監護」を開始します。

具体的には、本人の判断能力が低下すると③任意後見受任者は後見監督人の選任申し立てを家庭裁判所に行います。家庭裁判所が後見監督人を選任すると委任事務が開始されます。

法定後見との違いは、（イ）任意後見では、後見人の選任主体が本人であることです（法定後見では選任は家庭裁判所の権限なので、希望を述べることができるが、希望通りになるとは限らない）。（ロ）後見人の権限は民法が定める法律行為全般ではなく、契約で定めた行為に限る。（ハ）後見人に与えられるのは代理権のみで、取り消し権がない（法定後見では後見人に

取り消し権がある)。

判断が適切であるか否かの評価は、状況や事情などに左右されることです。その時その場では判断しにくく、評価するためには相当程度の状況の時間経過をみる必要があります。

後見制度において統合失調症に想定されている「判断力が低下した人」とは「不適切な判断をする人」のことではありません。「判断ができない人」と「判断をしない人」です。「判断ができない人」とは、状況の変化に反応を失い無動となる「混迷」の人が例です。「判断をしない人」は困難に直面すると思考機能が停止してしまう人です。

「不適切な判断をする人」は原則、後見の対象とされませんが、ときには拡大解釈されて任意後見が選択されることがあります。任意後見は法定後見よりも、本人の意思が反映されやすいとされているからです。そこを重視すると、任意後見は法定後見よりも患者に都合がよい制度に思われるかもしれませんが、実際はそうでもありません。対象者が十分な判断能力があるうちに契約し、判断能力が不十分になった時に、財産管理が開始となるのですが、その線引きが明確であるとは限らないからです。

統合失調症の人の判断機能の低下は固定的、進行的とは限らず、状況依存のことがあるので、状況によっては患者が、「判断ができない人」とされたことに納得しないことがあります。任意後見制度の本人の意思を反映させやすいという制度の利点がかえって当事者間の対立をもたらすことがあるのです。

任意後見監督人への報酬

任意後見監督人へは報酬が必要です。法定後見人への報酬の半額、つまり月額1～3万円が相場であると聞きます。

日常生活自立支援事業

判断機能が低下しているが、毎日誰かに助けてもらわなければならないというほどではない。後見人制度を利用するほどではないという人がいます。

そのような人を支援する制度に、「日常生活自立支援事業」があります。「日常生活自立支援事業」は、かつては「地域福祉権利擁護事業」と呼ばれていました。

支援対象となる人は、法定後見制度よりも、判断機能の障害が軽い人です。

この制度の利用は、家庭裁判所への申し立てではなく、実施主体である社会福祉協議会へ申し込むことになっています。契約行為を実施する生活支援員の役割は、利用者の代理をすることではなく、利用者の行為を援助することです。制度の利用には家庭裁判所は介入せず、自治体の社会福祉協議会がおこないます。

事業の内容は、①地域の生活支援員による福祉サービスや苦情解決の援助②行政手続きの援助③日常的金銭管理④書類の預かりサービスなどです。

具体的には、預貯金の通帳や権利証を保管する。日常的な年金収入、家賃、水道光熱費、医療費などの支出を管理代行することなどです。

日常生活自立支援事業利用の申し込み

地域の社会福祉協議会へ本人または家族が申し込みます。サービスには利用料がかかります。利用料は社会福祉協議会へ納めます。

第五章　障害年金

統合失調症の患者には生活の不利がつきまといます。家族のなかに患者がいると本人だけでなく、家族にも生活の不利が及びます。

その不利は、「世間と折り合ってゆくことの不利」と「経済的な不利」の二つがあります。

統合失調症の人への生活支援とは、この二つの不利を軽減することです。

世間と折り合ってゆくことの不利

世間と折り合ってゆくことの不利には次の原因があります。

①生活の仕方が違ってくる

その人が統合失調症であることに気がつかれるきっかけの一つは、発症の前に比べて、患者の生活の仕方が違ってくることです。

人を避けて家から出なくなる。それまで付き合っていた人との交際を断つ。身ぎれいになることを厭い、身だしなみに気を遣わなくなる。決まりごとの生活習慣が崩れる。

「決まりごとの生活習慣が崩れる」は、生活の仕方が違ってくることの代表的な例です。学生であれば登校をしなくなる。勤め人なら出勤しなくなる。家人と食事をしていた人が、家人と食事を共にしなくなる。住まいの清潔維持に関心がなくなって、掃除をしなくなる。家にゴミがたまる。ゴミ出しのルールを守らなくなる。その結果、我が家やその周囲が不潔になる。

②理解しがたいことを言う

統合失調症の人は、自分が考えていることが他人に伝わってしまう、盗み取られてしまう、そのため秘密を守ることができないと言うことがあります。

見張られている、監視の対象になっていると言うことがあります。

自分の発言や行動が自分ではなく、他人の意思によって行われているように感じるように言います。

自分の行為は他人に操られているのだと言います。自分の失敗を人のせいにするので、周囲の人からは無責任な人と思われるようになります。

悪口を言われていると言います。故なく批判されていると言います。自分の生活が脅かされていると言います。脅かされているのは、地位、財産、名誉、プライバシーなどです。

健康、生命が脅かされると主張する人は、家に毒ガスを吹きこまれた。壁紙に有害物を塗りこめられた。食物に毒を盛られたなどと訴えます。

③話の筋道が乱れる

発言の内容にまとまりがなくなります。発言の様子がぶっきらぼうになったり、口調に抑揚がなくなったり、発言にリズムがなくなります。話が途中で急に途切れることがあります。

悲しいはずの話を喋っているのに、表情は超然としているなど、感情の表現と話の内容がそぐわなくなります。

ときには、悲しい話を、笑みを浮かべながらするので、聞いている側には言っている人にあるはずの気持ちが伝わってきません。その印象を指して、会話に心の通い合いが乏しいと言われることがあります。一体であるべき思考と言動の統一が失われる。旧病名「精神分裂病」のもととなった現象です。

わが国ではこの現象を精神分裂と表現することは、差別の表れであるとする世論が生まれました。２０００年ころのことです。２００２年精神分裂病の呼称は統合失調症に変更されました。

④接している人の動機、感情や意欲を汲み取りにくくなる

何もしないでごろごろしていることが多くなる。世間で電池切れにたとえていうアガリ（上がり）の人です。やる気を失った人になったと評価されます。

稼働能力が低い

経済的不利は、統合失調症の人は稼働能力が低いことに起因します。統合失調症の人は稼ぐことや儲けることが下手です。まぐれで一時的に高額な収入に恵まれることがあっても、それを長期にわたって続けて、資産家になった例を私は知りません。

金取りが悪い、稼ぎが悪いという統合失調症の特性は発症する前の（素質者）段階にあっても、あてはまります。やり手、商売上手と言われる人は、発病した人にもその前の素質段階の人にもいません。経済的に豊かな人は、御曹司に生まれついた人に限ります。

御曹司に生まれても、統合失調症の人は、見通しの悪さのために無駄遣いをします。しばしばたちの悪い人に騙されます。その結果、御曹司に生まれても、その境遇を維持することがで

きません。稼働年齢となった患者は、低収入の生活を余儀なくされます。

統合失調症の人が家計を担う立場になった場合でも、患者が就労の機会に恵まれた場合でも、低所得の生活をせざるを得ません。そこに生まれた子弟は生活費のみならず、教育費の捻出などにも苦労がつきまといます。

経済的な支障を補う社会福祉制度

統合失調症の患者を悩ますものは、病気の症状もさることながら、病気に起因する経済面です。つかみどころがない「暮らしにくさ」よりも、「経済的不利」への対応のほうが、課題が具体的であるだけに支援に取り組みやすいように見えます。

支援の基本は「障害年金」と「生活保護」です。

障害年金の給付を受けよう！

障害年金は精神障害に限らず、重度の障害者であると認定されたすべての人が給付の対象です。

障害年金でいう障害者とは、疾病または負傷によって、能力に欠損があり、労働に制限を受ける、または日常生活に制限を受ける状態が永続的に続く。あるいは、長期にわたって回復しない人です。統合失調症の人はこの中に含まれます。

この定義にこだわって、就労している人は障害年金の対象ではないと考えている市民がいます。これは誤解です。働いている人は障害者ではない、という理屈はありません。実際精神疾患にかぎらず、65歳未満の障害年金受給者の３割以上の人が就労しているという統計が国から示されています。

国は障害者雇用に積極的になっています。重度の障害を抱えながら働くことができる環境は、整備されてゆく方向にあります。統合失調症の就労者は今後増加してゆくと予想されています。

重度の障害者は障害年金の給付を受けられる

障害年金は、国の施策の一つである「強制加入による国民皆年金制度」から給付されます。「国民皆年金制度」とは、すべての国民は先ず、国民年金に加入する。国民年金加入者が給与所得者になると、厚生年金や共済年金にも加入するという制度です。

障害者にはこれらの年金制度から障害年金が給付されます。

障害年金には国民年金から給付される「障害基礎年金」と職域健康保険から給付される「障

害厚生（共済）年金」の2種類があります。

先ず、すべての重度障害者は基礎年金を受け取ることができます。

次いで、厚生年金や共済年金の制度がある職場に就労していた人は基礎年金の上に、これらの年金から報酬比例の年金を併せて受け取ることができます。

障害基礎年金の受給額はどのくらい？

年金の受給額は毎年改定されます。ここでは現況の目安の額を書きます。

思春期発症が多い統合失調症の人は、就労経験がないという人が多数です。そういう人に給付される障害年金は障害基礎年金だけです。

「障害基礎年金」は、1級と2級に分けられています。2級に認定された人は、支給額は年額約78万円です。1級に認定されると、約97万円です。

18歳未満の子がいる人には、この上に加算がつきます。加算額は、二人目まではそれぞれ約22万円、三人目以降は一人につき約7万円です。

厚生年金加入者3級の人には最低保障約58・5万円の設定があるのですが、基礎年金だけの（厚生や共済に加入していない）人には3級の設定はありません。

設定がないということは、給付がないという意味です。

厚生年金や共済年金の制度がある職場に就労していた人は、基礎年金の上に、これらの年金から報酬比例の年金を併せて受け取ることができます。

両年金を併せるとどのくらい？

受給総額（基礎年金＋報酬比例年金）は加入している年金の資格によって異なります。障害の重症度（級）によっても違います。

報酬比例の部分は定額ではありません。申請時までに得ていた給料の額によって、受給額は異なります。１級障害者の報酬比例年金は２級の人に算定される額の１・25倍とされています。40歳の平均的なサラリーマンを想定すると、比例報酬は２級障害なら年額約72万円程度、１級障害なら96万円程度です。両年金（基礎年金と報酬比例年金）を併せると、２級障害の人の受給総額は年額１５０万円、１級障害の人は１９０万円程度です。

この上に就業歴や扶養家族の有無によって支給額が加算される仕組みになっています。実際に受け取る実額は人によってさまざまです。

配偶者がいる厚生・共済の人にはこの上に、配偶者加給年金がつきます。配偶者加給年金は約22万円です。

基礎年金だけの人には配偶者加給年金の設定はありません。

年金制度から脱落すると大損

統合失調症の人は20歳代で障害年金給付対象の障害者になることが少なくありません。仮に30歳から受給が始まり、80歳で死亡すると、給付を受ける期間は50年です。

障害基礎年金は、１級認定なら50年の間に障害基礎年金から給付される総額は約４８００万円、２級なら約３９００万円になります。50年の間には年金額は増額改定がなされるでしょうから、実際の受給総額はこれをかなり上まわることになるはずです。

年金保険料を滞納している人は無資格者となります。当然のことですが、無資格者には障害基礎年金は給付されません。

障害年金は福祉政策的性格が加味されていますが、本質は保険です。したがって保険料の納付（掛け金）をしていない人には、保険金の給付はありません。

マスコミ人のなかには、国民年金制度は加入してもメリットがないと煽る人がいます。その煽りに乗って、納めても損だと考えて、保険料を滞納する人がいます。とんでもありません。いざというとき年金がある人と無年金者では大違いであることは生涯受給額を見れば明らかです。保険料はきちんと納めましょう！

障害年金はすべての障害者が受給できるというわけではない。（受給のための三要件）

市民の多くは、重度の障害者になると障害年金を受給の対象になると考えているようにみえます。これは誤解です。障害年金はすべての障害者が受給できるというわけではありません。年金を受給するためには条件があります。

条件とは次の三つです。

①**初診日要件**　先ず、障害の原因となった病気のために初めて医療機関を受診した日（初診日）が、国民年金または厚生年金保険の被保険者期間中にあることが必要です。このことを「初診日要件」といいます。

②**納付要件**　次に、初診日の前日までに一定の保険料を納付していることが必要です。これを「納付要件」といいます。

③**障害状態要件**　三つ目は、障害認定日において、障害が一定の基準を超えた重症度にあることです。これを「障害状態要件」といいます。

次にこれらの「三要件」について説明をします。

①初診日要件

国民年金に加入するのは20歳からです。20歳になる前の人は国民年金制度に加入しないので、国民年金の対象にはなりません。20歳になる前は保険料の納付もありません。

障害年金は「納付なければ給付なし」の原則で運営されています。それで、初診日が20歳になる前にある障害に対しては給付の設定はされていないのです。

ところが、「初診日要件」の規定には、「原則として」とあります。原則ということは、例外があるということです。

例外とは、20歳前に初診日がある人でも、年金給付の対象にすることがあるという規定です。この例外規定によって、障害年金は、保険でありながら、同時に福祉の性格も持つことになっています。

この例外規定により、産前性の知的障害、幼児期、小児期発症の統合失調症、自閉性障害の人たちは年金給付の対象になっています。

後述しますが、年金制度にあげられている自閉性障害は「引きこもり」のことではありません。

②納付要件

納付要件にも「原則として」の規定があります。その原則とは、「初診日の前日において、初診日の属する月の前々月までの期間のうち、保険料を納めている期間が3分の2以上あること」です。

この「原則として」は、いざ障害となったとき、アッ保険料を納めていなかった、と気がついて、急いで納めに走っても、給付の申請は受け付けませんよ、という規定です。

なぜ「初診日の属する月の前々月まで」となっているかというと、「保険料の納付期限が翌月末」とされているからです。もし「前月末」とすると、保険料納付期限がまだ来ていない月までカウントしてしまうことになるので、それを避けるためです。

原則を外れる特例の決まりがありますが、特例はかなり過去に作られた決まりですので、現在は特例に当てはまる人は少なくなっています。特例の説明は省略します。

免除規定

納付要件にある「例外」とは保険料納付に免除規定が設けられていることです。

「免除制度」とは、保険料を納められない事情があるときは、予め届けて事情が認められると、保険料の納付が免除されるという規定です。

免除に該当すると認められた人は、保険料を納めていなくても、保険金を請求するときに、免除期間は納付していた期間としてカウントされます。

免除には「法定免除」と「申請免除」の二種類があります。

法定免除は自動的に免除となる

「法定免除」に該当する人とは、障害基礎年金を受けている人、生活保護の扶助を受けている人などです。「法定免除」に該当する人は、自動的に保険料が免除されます。

申請免除は届け出が必要

「申請免除」に該当する人とは、所得が一定以下の人、保険料を納めることが著しく困難な人です。

「申請免除」の対象の人が免除を受けるためには、市町村役場に「国民年金保険料免除理由該当届」を提出して承認を受ける必要があります。

以上の納付要件を要約すると、「保険料の納付は怠りなくしましょう！　納付できない事情にあるときは、忘れずに免除の手続きをしましょう！」になります。

③障害状態要件（どの程度の障害であれば受給できるかの決まり）

障害年金が給付されるには障害の重症度が一定以上であることが必要です。このことを障害状態要件といいます。障害状態要件とは、障害が重度であることを判定する基準です。

重症度は1級、2級、3級の三段階に分けられています。

大まかにいえば、1級は「他人からの介助がなければ、日常生活をほとんど送れない程度」の人をいいます。

2級は「日常生活に著しい制限を受ける程度」の人です。

3級は「労働に著しい制限を受けるか、または労働に制限を受ける程度」とされています。いずれも曖昧な表現です。

身体障害については、具体的な例示があります。しかし、精神障害については、級を定めるための状態の基準は具体的には示されていません。精神障害の状態像が多彩であるという疾病特性のためだろうと想像します。

法律は他の領域の障害、つまり身体障害の例を挙げて、それとの兼ね合いを考慮して重症度を認定するとしています。

そこで、その兼ね合いのもとになっている身体障害のほうの条件を知っておく必要があります。

身体障害においても、障害は1級から3級まで、三つのレベルに分けられています。1級と判定されるのは、例えば、両上肢のすべての指を失っている、両下肢足関節を欠く。体幹の機能では、座っていることができない、立ち上がることができない人とされています。

2級は、そしゃく機能を失っている、片方の上肢のすべての指を失っている、歩くことができない程度の体幹機能になっている障害です。

３級は、視力障害なら、両眼視力が０・１以下。聴力障害なら、40センチメートル離れると通常の話し声を理解することができない。四肢なら、片方の上肢の親指と人差し指を失っている障害者、となっています。

精神障害の場合は、身体におけるこれらの障害基準を念頭において、障害の程度を評価することになっています。

障害認定日

障害状態要件には、障害の「重症度」とともに、それを判定する「時期」についての決まりが設けられています。

判定の時期とは、発病日のことではありません。初めて医療機関を受診（初診日）してから、1年6ヶ月後の日のことです。この1年6ヶ月後の日のことを「障害認定日」といいます。

ということは、医療機関にかかっていない人には、初診日が存在しないので、1年6ヶ月後である「障害認定日」も存在しないことになります。

そのため、いくら重症になってから長い期間が経過していたとしても、障害年金給付の対象にはならないということになります。

これは厳しい決まりです。この決まりは医療関係者、福祉関係者から、批判の的となっていました。批判に応えて、政府はこの条件を緩和しました。「三親等以上離れた関係の二人以上の証明があれば、医師の診断書に代えることができる」としました。

ならば、近親者以外が証明してくれたら、医師の診断書は不要となるかといえば、そう簡単にはゆきません。証明には具体的な裏付けとなる資料が必要です。

可能性がありそうなのは、中学や高校時代の教師の証言です。しかし、複数の担任教師に思い出を語ってもらう程度では認められません。学校に精神不安定や異常言動の記録が残っていることなどが必要です。

④請求手続きが必要

障害年金は上記の三要件が揃っていたら自動的に給付されるというわけではありません。給付をうけるためには請求が必要です

「請求なければ、給付なし」は年金に限りません。福祉は権力者が施す恩恵ではない。国民が施政者に要求して獲得するものだ。このことは、福祉施策に共通して流れている基本思想です。これを「請求主義」といいます。障害年金は「請求主義」にもとづいて運営されています。

知ったかぶりをすると、請求主義はフランス革命に由来する民権思想だそうです。

「受給要件」が満たされて（受給権が発生して）いても、黙っていたのでは（請求しなければ）、国は「あなたに年金を出しましょう」とは言いません。そこで、①から③の要件に加えて、④請求の手続きをすることが必要となります。

請求の手続きの窓口はどこ?

基礎年金だけの人は、市町村役場です。厚生年金の人は、最寄りの年金事務所。共済年金の人は所属している共済組合です。

請求の手続きとは必要な書類を整えて受付の窓口へ提出することです。

請求の手続きは、引っ越しの転出、転入のときのようには簡単ではありません。統合失調症の人には苦手とする作業です。

統合失調症の人は緊張して、えてして聞き違え、記憶違いをしてしまい、窓口でわかったつもりになっていても、家へ帰って実際に書類を作ろうとすると立ち往生となる人が少なくありません。

手伝いをしてくれる人が必要です。すでに障害年金を受給している病友がいれば最適です。手続きに同道してもらえたらこころ強いです。他人が同道しているだけでも、落ち着いて係の人の話を聞くことができます。

病院の職員（相談員、ワーカー、精神保健福祉士）、就労継続支援A型B型の事業所のスタッフ、地域に家族会があればそこの会員で障害年金手続きの経験がある人、近くに年金事務所があれば、そこの担当者に相談に乗ってもらってください。

社会保険労務士（社労士）という年金申請事務を担当する職業の人がいます。事務所を開いています。社会保険労務士への相談は有料ですが親切に対応してもらえます。社会保険労務士事務所の所在は電話番号簿に載っています。

請求の手続きに必要な書類は3枚

請求の手続きは、必要な書類を整えて受付の窓口へ提出することです。

上記の受付の窓口では、最少3枚の基本的な書類が渡されます。（巻末の用紙見本参照）

①請求書

②病歴・就労申立書

③診断書

の3通です。

次に3通の書類について説明します。用紙をまだ受け取っていない人のために③の診断書用紙の見本を巻末に別掲します。診断書については見本を参照しながら以降の説明を読んでください。

①請求書

分かるところから埋めてゆきます。わからないところは空けておいて、後日窓口の人と相談しながら埋めてゆくのが能率的です。

フリガナのところはカタカナで書きます。判を押すところは朱肉を使う印で押します。ゴムのスタンプは使ってはいけません。

②病歴・就労申立書

障害の程度の判定は、診断書と、この「病歴・就労申立書」の二つの書類の記載のみによって行われます。

ということは、この二つの書類の記載が審査官に経過や状態を伝える唯一の機会だということです。

病歴・就労申立書には、症状（幻聴があるとか、独語があるとか、妄想があるなど）には重きをおかず（それは医師が書く診断書に任せて）、生活上の困難な問題言動（働かない、際だって無精である、身辺の清潔が保てない、人を避けて隣人と付き合わない、八つ当たりをして物を壊すなど）を具体的にアッピールして書いてください。

こういうアドバイスをすると、自分が自分の悪口を書かなければならないのですか、と反発をする患者がいます。生活機能が低いことは、病気のせいであって、非難されるべきことではないと説明して理解を求めてください。

理解に漕ぎつけたとしても、受け入れてもらえないということが、統合失調症の疾病特性の一つです。説明しても、当人が納得しない場合は、近親者が代わりに申立書を書いてください。申立書を書くのは申請者本人でなければならないという決まりはありません。

その場合は、申立書の末尾に、書いた人の名前と患者との間柄（施設職員とか病院の精神保健福祉士、義姉など）を書いてください。

③診断書

診断書は最も重要な書類です。

重要であるにもかかわらず、申請者（患者）からは遠い位置にあります。診断書の作成は完全に主治医の縄張りのなかの作業だからです。

患者は自分が役所から用紙を受け取ってきたにもかかわらず、記載については一切医師任せです。名前や住所の欄も患者が書くことはないのです。

記載に間違いがあっても患者は手出し（訂正）することはできません。請求手続きにあたっては、診断書のこの基本的性格を頭に入れておく必要があります。

診断書の用紙をもらったら、まず用紙の上部「診断書」と書いてあるところの脇に（精神の障害用）と書かれていることを確かめてください。

というのは、診断書の用紙は、肢体不自由、視力障害、心機能障害など、障害の種類に応じて様式が7種類に分かれているので、係の人が勘違いして、精神障害用以外の用紙を渡されることがなきにしもあらずだからです。

診断書は医師が書く

診断書は医師が記載します。医師が書くから診断書です。医師以外の人が書いたものは診断書ではありません。

受け取った診断書用紙は無記入のまま医師に渡してください。

時折、本人や親族が先に記入してから、医師のところへ持ってくることがありますが、そのようなことをしてはなりません。

書いてもらった診断書は患者のもの

診断書は医師が役所に交付するものではなく、患者の要請によって患者に交付する書類です。

交付されると診断書は１００％患者のものとなります。それを手元に保有しておこうが、破り捨てようが、勤務先へ持ってゆこうが、届けに使うために役所などに出そうが、患者の意思に任されています。障害年金の申請は、そういう性格の書類を利用する決まりになっているのです。

診断書を封筒に納めて渡してくれる病院があります。そのときに封筒に宛名が書かれていないはずです。目の前の受診者へ交付するわけですから、わざわざ宛名を書くことはないのです。糊づけで密封して渡す病院があります。そのやり方は、過剰サービスというよりマナー違反です。

今は廃れましたが、かつては診断書や類似の文書を交付するときには、医師は予め机の上に糊と封筒を用意するのが作法でした。

診断書を受け取った患者は、そのまま持ち帰るのではなく、医師の目の前で封をするというのがしきたりでした。

このやりかたは武家時代の作法の名残です。

願い状、紹介状を渡すとき、渡す側は「嘘偽りは書いていない、確かめるがよい」との意図で、書いた人は封をしないで渡すのが作法でした。

書いてもらった人がその場で糊で封をするのは、「加筆修正せずに預かったまま先方へ届けます」とした意思表示の作法だったのです。

障害年金に使う診断書は、持ち帰る前に「医師の前で」目を通してください。診断書は患者に交付されるものです。遠慮は要りません。

その場で目を通す必要があるというのは、会うことがない年金審査官に、自分の状態像が過不足なく理解されるように的確に記載されているかを確認しておく必要があるからです。

すべての医師が年金診断書の書き方に通じているわけではありません。

稀ではありますが、的外れな記載をして、年金請求の役に立たない診断書を作る医師がいます。的外れとはいえませんが、記載に用いる用語を自分だけの定義で使う医師がいます。

例えば、「不可」という表現を繁用する医師がいます。

ある行為を行う能力がない、「不可能」であると表現するつもりで「不可」と書く。その一方で、その行為を、行ってはならない、禁止しているという意味で「不可」と書く。すなわち、「機能欠如」と「禁止」を、区別することなく「不可」の一語で済ませる医師がいるのです。

同様に、曖昧な表現をする医師に、「難しい」を愛用する医師がいます。障害年金の診断書は「できるか」「できないか」の意見を医師が述べるための書類です。「難しい」と書かれたのでは、難しいが、なんとか「できる」の意味なのか、難しくて「できない」の意味なのか、診断書を読む審査官は困惑します。

このような表現の診断書に遭遇した審査医は、「これはどちらの意味ですか」といった問い合わせを主治医に発することはありません。理解できない表現に遭遇すると、審査官は想像で解釈します。想像できなければ、そこの記載は無視されます。

そのような処理になるのは物理的な事情によることです。審査には時間の制約があります。審査医が1件の審査に費やすことができる時間は10分程度しか与えられていません。疑義があるときには主治医に「医師照会」をすることになっているのですが、実際は「医師照会」状が発せられるのはまれです。よほどの重大な疑義を感じない限り、診断書に疑義を感じても、審査医は主治医に問い合わせをすることはないのです。

審査に時間的制約が生じる原因は申請件数に対して審査医が少なすぎるところにあります。診断書を点検して、もし、あなたの主治医がこのような曖昧な表現を好む医師なら、「不可能」と書くべきところは、「能」の文字を省略しないように、「難しい」は「できない」と書き改めるように医師に要望してください。

障害年金診断書の書式

障害年金の診断書は、表の面の約半分のスペースが⑩「障害の状態」を書くために用意されています。

⑩の左半分の欄アは、統合失調症については、Ⅲ、Ⅳ、Ⅴ、Ⅷにマルをつけるか単語を記入することで足るようになっています。

重要なのは、その右の欄、イです。障害年金の支給額がきまる等級は、生活能力の欠損の程度によって決められるからです。

その程度を決める判定基準は裏面ウの欄「日常生活状況」の２「日常生活能力の判定」（１）〜（７）にあります。審査では、イの欄とウの欄の整合性が問われます。

障害年金が給付となるか、不支給になるか。支給となった場合は、１級となるか、２級となるかは、初回の請求のときは、審査は「病歴・就労申立書」と「診断書」の二枚の記載をもとに審査がおこなわれます。二回目以降（認定期間が到来して更新する時）は「診断書」のみによって審査されます。年金の給付を受けるためには診断書のこれらの欄が適切に書かれていることが大切なのです。

障害年金給付を受けるための書類の作成のポイント

一にも二にも申請のポイントは診断書にあります。前述したように、主治医から受け取った診断書はすぐに目を通しましょう。

初回申請のときは、①自分が書いた「病歴・就労申立書」と主治医が書いた診断書の記載との間に矛盾がないかを点検することがポイントの一つです。

もう一つポイントがあります、それは患者の障害の状態と能力の欠損の程度が適切に記載されているかを確認することです。

二回目以降の診断書（有期認定となった受給者が、認定期限になったときの「継続届」用の診断書）の場合は、申請までの経過は書く必要はありません。二回目以後の診断では、前回の認定以後の生活能力や欠損の状態（の前回以後の変化）を主治医が書き込んであるかを点検して下さい。

診断書の用紙は、Ａ４判の大きさの紙が折りたたまれています。拡げると、Ａ３の診断書の部分と、Ａ４の「記入上の注意」の部分の二つに分かれています。

注目して見るべきところはＡ３のほうの二カ所です。

そのうちの一カ所は、表面の診断書の⑩「障害の状態」の欄です。

⑩「障害の状態」の欄は、アからウまで、三つに分かれています。

「現在の病状又は状態像」との見出しがついた「ア」は、小見出しによって、Ⅰ～Ⅺに分けられています。

統合失調症に関連するのは、このうちのⅢ、Ⅳ、Ⅴの部分です。ここには年金当局（日本年金機構）が重視する合計15項目の症状が挙げられています。該当する状態にマルをつけることになっています。自分の状態にもれなくマルがつけられているかを点検してください。

15項目とは、Ⅲの欄に、１幻覚、２妄想、３させられ体験、４思考形式の障害、５著しい奇異な行為。Ⅳの欄に1興奮、2昏迷、3拒絶・拒食、4滅裂思考、5衝動行為、6自傷、7無動・無反応。Ⅴの欄に1自閉、2感情の平板化、3意欲の減退、などの状態像を表現する欄が設けられています。該当する項目にマルをつけるようになっています。

用語の説明

このなかには、一般の市民には馴染みがない用語があります。簡単に用語の説明をします。この診断書用紙に挙げられている状態像を表現する用語は、統合失調症についてのみを限定して説明することではありません。精神障害の年金給付業務全般を対象範囲とする例示です。そのことを含んだ上で読んでください。

妄想

合理性に欠ける考えが忽然と沸き上がり、これを事実であると直感的に確信する体験です。発生の過程をたどってゆこうとすると、考えの連鎖が途切れてしまって追求できなくなります。

させられ体験

自分の行為が他人の意志や力によってなされていると感じられる体験です。思考障害という症状群の一つとされます。

思考形式の障害

思考障害は3群に分けられます。①思考の進みかたが滑らかでない（発言の内容が同じことの繰り返し、堂々巡りで前に進まない）②思考の内容が論理性を欠く（辻褄が合わない）③表現されている言動が、本人の思考とかけ離れているように見え、思考の結果であるとは受け取れない（口から出まかせ）。この三群です。

思考形式の障害とはこのなかの①のことをいいます。

著しい奇異な行動

行動、姿態、服装などの表現に際し、相手に与える印象について配慮が欠ける様子を指します（婚礼の披露宴に出るような服装で葬儀に出席する、など）。病状が進行した統合失調症の人のなかには、そこに他人がいることに気がつかないような、あるいは気がついていても無視しているかのような、奇異、突飛、拒絶的な立ち居振る舞いをする人がいます。あるいは、ひそめ眉、しかめ顔表情など、相手の理解を期待しないかのような話し方をする人がいます。

昏迷

刺激や変化に対して反応がないか、反応があってもはなはだ少ない状態のことです。話しかけても一語も発しないか、話しかけられたことばをオウム返しに繰り返す症状です。重度昏迷の人は、終日を臥床のまま、あるいは同じ姿勢で過ごします。

拒絶・拒食

統合失調症に見られる拒絶とは、外部からの働きかけを理由なく拒否し反発する行動特性をいいます。摂食の場で出現する拒絶を拒食といいます。「理由なく」が決め手です。

本人が説明をしないため、理由がないと思われていたが、後に患者に被毒妄想があって被害を避ける意図の不食であったことが判明することがあります。妄想的な贖罪意識があったため、自責の念からの摂食辞退であったことが判明することがあります。拒絶行為の基盤には、思考障害があることがほとんどです。

滅裂思考

滅裂思考とは、意識に曇りがない状態で、思考の展開に連絡と統一が欠ける症状、発言の内容にまとまりを欠く様子を指します。

この定義は意識に曇りがない状態であることが重要な前提条件です。似た用語に「思考散乱」があります。「思考散乱」は意識の曇りをともないます（思考錯乱は統合失調症では出現しません）。

衝動行為

統合失調症を含む精神障害では、暴力、放火、自傷、自殺企図、窃盗、万引、乱買、多量飲酒、過食などの行為や行動が突然に始まることがあります。

欲求や情動、ときには憤怒の感情に触発された行動であると想像されることがありますが、その言動となった原因を当人は自覚していないことが特徴です。傍から見ると、行為とその人となりが乖離しているので、何であの人が、あんなことを、と言われることになります。

無動・無反応

統合失調症の人が無動となるのは、前記した「昏迷」となったときです。しかしここに無動・無反応が別掲されているのは、昏迷とはいえないが、周囲の人の働きかけに反応して表現・行動する機能が低下しているという統合失調症の行動特性を強調した表現です。後記「意欲の減退」でも触れますが、「しない」と「できない」の見分けは大切です。言動の異常に、意思と能力が関与しているかを読み取ることで区別されます。

自閉

字面から受ける自閉の意味は、この用語が出現した当初は、自分の周囲にこころの塀を巡らして、その中に閉じこもったかの如く交流を断つ様子を指しましたが、時代を経るにつれ、次第に多くの関連した意味が付加され、現在では、「自閉」は使う人によって意味するところはさまざまになっています。

この用語を初めに編み出した学者は「自閉」を「現実からの離脱である」と定義しました。現在多くの精神科医に広まっている自閉の定義は「現実との生きた接触の喪失」としています。

この定義とは別に、寡黙で人を寄せつけぬタイプと、対人交流は存続してはいるものの、世間と調和しない行動をするタイプの人を「自閉」ということがあります。このタイプ分けは、精神症状による区別というよりも、個性の違いと表現すべき人となりの特徴の表現です。

統合失調症の症状とされる古典的「自閉」から派生した用語に、「自閉的な人」「自閉症」があります。閉じこもって世間と交わらないタイプの人と、行動が独りよがりで世間が迷惑するタイプの人の二つを意味しているようです。

これらとは別に、知的障害の人を預かる施設では、「自閉」を精神医療の場とは別の意味で使っています。そこでの「自閉症」あるいは「自閉的な人、自閉系の人」とは、「しつけを受け入れない人、扱いにくい人」の意味です。

また、「自閉」から意味が拡大した用語に「ひきこもり」があります。その名残でしょうか。現在「ひきこもり」は自閉と同義語として使われていることがあります。

しかし障害年金の審査では、ひきこもりは精神障害にもとづく行動ではなく、その人に固有の行動特性とされるので、「症状はひきこもりです」と診断書に書いても障害年金の給付対象にはなりません。

感情の平板化

平板化とは、感受性の細やかさが失われてゆく状態。あるいは、感情の表現にメリハリや艶やかさが失われている様子を指します。

学業、社会現象、趣味、娯楽に対する関心が低下する。見栄への関心がなくなり、外目を気にしなくなる。他人の評価が気にならなくなり、賞罰の評価に興味を示さないが如きになります。嬉しい、悲しい、残念の感情と無縁になったようにみえる状態になります。

意欲の減退

精神医学では、意志と意欲は同じこととして扱われます。欲が動機となり、目的が設定されます。目的を達成するために行動を選択するのが意志です。それを現象面に具体化するのが意欲です。

意欲の減退とは、欲と目的がないため、行動の選択と決定が行われない状況です。類似している状態に、積極的な行動の否定を目的としているために、行動をしないことがあります。その場合は選択と決定が欠如していても、意欲の減退とはいいません。

次に裏面の2の欄、「日常生活能力の判定」のところを点検する

裏面左に、2日常生活能力の判定（該当するものにチェックしてください）の欄があります。チェックの対象として、（1）適切な食事、（2）身辺の清潔維持、（3）金銭の管理と買い物、（4）通院と服薬、（5）他人との意思伝達及び対人関係、（6）身辺の安全保持及び危機対応、（7）社会性、の七項目が挙げられ、それぞれについての能力評価の着眼点が挙げられています。

七つの項目はさらに、日常生活の能力をそれぞれ四段階に評価してチェックする書式になっています。ということは、表面の⑩「障害の状態」には、裏面に記載した「能力判定」の裏付けが記載されていることが必要だということです。

（1）適切な食事は、口にいれて、噛んで、呑み込む行為（咀嚼と嚥下）を事故なくできる能力があるかだけが問われているわけではありません。精神機能の評価ですから、献立を考え、食材を揃え、調理し、食卓に並べ、片付けるまでの一連の作業が一人でどのくらいこなせるかが評価の対象です。

（2）身辺の清潔維持については、家人の指図や手伝いを要しているかが評価の観点です。

（3）金銭の管理と買い物については、店舗で代価の支払いを支障なくできるかだけでなく、価格の妥当性を考えて買い物をしているかの観点からの評価をする。

（4）通院と服薬は強いこだわりがあって病院の指示どおりの服薬をしていないのであれば、その旨記載する。

（5）他人との意思伝達及び対人関係。

（6）身辺の安全保持及び危機対応では、危機的状況に適切に対応できない（とっさの時に、「助けて」を言えない）なら、その旨を書き込む。

（7）社会性については、決められた日に決められたやり方でゴミ出しをしない。町内の集まりや清掃などの共同行事に参加しない、などがあればその旨記載する。勧誘されても、促されても、しないというところがポイントです。

診断書の用紙にはこの七項目を記載する欄が用意されているのですが、診察室に座っている医師は患者についてこれら七項目すべての情報を手に入れているわけではありません。ここには診察の場だけでは、知ることができない情報が多々あります。それを役所は、主治医は把握していると決めてかかって、診断書に記載するように要求しているのです。これは診断書の書式の欠陥です。

診断書を書くにあたって、これら七項目についての情報を患者や近親者から聴取する医師がいる一方、聴取を省略して推定で書く医師、なかには記載を省略してしまう医師がいます。

⑪に、「現症時の日常生活能力及び労働能力」の欄があります。

職場の配慮で保護的環境下で働いている、通勤に家族による送迎を要している、遅刻が多い、欠勤が多い、などがあれば主治医に伝えて記載してもらう。働いていないなら、空欄とせずに「働いていない」「休職中」などと記入してもらってください。障害年金審査のうえではこれらの配慮を踏まえて考慮すると厚労省は公表しています。

診断書用紙の該当項目に、マルだけをつけて済ませている手抜き医師が稀にいます。これでは審査医は判断できないでしょう。その結果、記載が省略された項目については審査では取り上げられない扱いになります。

診断書に目を通して、疑問があれば、「どうしてこの項目はここにマルがついているのですか」「どうしてこの項目は記載を省いたのですか」と主治医に質問をして確認をしてください。

交付された診断書に目を通すことが必要なもう一つの理由に、あなたが書いた「病歴・就労状況申立書」の内容と「診断書」の記載に矛盾がないかを点検することがあります。

申請を審査する側（年金機構）は、申請書に嘘が書かれているかもしれないとか、障害の程度を大げさに書いているのではあるまいかといった疑いの目で診断書を読むことはありません。記載事項に矛盾があっても、どうしてこのような矛盾があるのですか？と主治医に問い合わせを発して糺す親切もありません。矛盾する項目、記載がない項目については、判断の対象とはしないという方針のようです。障害年金の適切な請求手続きにはアマチュア（患者家族）とプロフェッショナル（主治医）の連携が欠かせないのです。

「診断書」と「病歴・就労状況申立書」の整合性のために

診断書には、患者から得た情報の正否を主治医には吟味することができない項目が設定されています。

「エ　治療歴」はその一つです。

「治療歴」の欄は、主治医が患者の経過をすべて把握していることを前提に、その信憑性を主治医が保証するがごとき内容になっています。

初めから同じ医療機関にかかっていた人の場合には問題はないのですが、そのような患者は少数です。多くの患者は発症から年金を申請するまでに転医を重ねて幾つもの病院へかかっています。

何年も前のこととなると記憶が錯綜して、医療機関名、治療期間については、本人も家族も正確に思い出すことは困難です。

前の病院でどういう病名であったのか、どういう治療だったのかも記載するようになっていますが、当時の担当医師に問い合わせない限り、現在の主治医には分かりようがありません。ところが診断書の治療歴の欄は現在かかっている主治医が患者の過去の経過をすべて把握していることが前提になっている書式になっています。

「治療歴」については、一ヶ所の病院のみにかかり続けてきた人は、先に「診断書」を書いてもらってから、それを参考にして「病歴・就労状況申立書」を書くというのがよいでしょう。この場合、主治医は協力的です。

複数の病院にかかってきた人は、思い出した治療歴をメモに書き出し、主治医と相談しながら整理するというやりかたがお勧めです。

ところがこの場合は、現在の主治医は協力的であるとは限りません。

自分が知らない経過をまるで自分が診てきたかのように書くことに躊躇、抵抗を感じる医師は少なくないのです。

とくに転医してきてあまり間を置かずに年金用の診断書の発行を要請する患者やその家族に、不愉快の念を露わにして対応する医師がいると聞きます。

年金申請の診断書の書き方に不満を抱いて、前医を嫌いになったことが、転医の動機であることがあるからです。前医が嫌いになったのが動機で転医してきた患者は、先には自分を嫌いになって、次の医師を訪ね、そこでまた自分の悪口を言いふらすかもしれないと考えて構えてしまうことがあります。機嫌が悪く見えることがあったら、これは先生の性格だろうと割り切ってください。

以上は代表的な請求の場合での書き方の例です。

少数ですが、「遡及請求」「事後重症」「はじめて2級」と呼ばれている例外的な場合の診断書があります。次にそれらについて説明します。

「遡及請求」

対象となるすべての患者が、初診日の1年6ヶ月後の日（障害認定日）にすかさず年金申請をするとは限りません。

請求の要件が揃っているにもかかわらず、手続きをしていない人は少なくありません。そこには、家族は請求をさせようと思っているが、本人が病気であることを認めず、手続きを拒否する。制度の知識がないため、手続きがされていないなどの理由があります。

これらの理由や事情で、障害認定日がきても請求手続きせずにいて、1年以上が経過してしまってから請求手続きをすることを「遡及請求」といいます。

「遡及請求」が認められると、年金は障害認定日に遡って給付されるのですが、5年の時効が定められています。過去5年より前の期間についての障害年金は給付されません。

遡及請求の場合は、現在の状態の診断書のほかに、「障害認定日（初診日から1年6ヶ月後の日のこと）の状態を証明する診断書が必要です。窓口で「遡及請求です」と言って、診断書用紙を二枚もらって下さい。

「事後重症」

障害認定日の時点では、障害の程度が軽く、障害年金の対象にならない程度であった。あるいは2級、3級障害に相当であったものが、後日になって障害の程度が重くなり、1級相当に重篤化することがあります。

そのような場合に等級を変更する、あるいは改めて認定の手続きをすることを「事後重症」といいます。

事後重症の手続きには制約があります。

それは①65歳よりも前に、障害の程度が障害年金該当になっていること、②請求手続きは65歳になる日の前日までに済ませねばならないこと、③事後重症の請求では、遡及請求は認められない、の3点です。

診断書は現在のもの1通でよいのですが、「障害認定日（初診日から1年6ヶ月後）」がいつであるかを特定しなければならないので、その証明を求められます。

そのために、社会保険を扱う役所の窓口に、「発病および初診日に関する証明書」という用紙があります。それを貰って記入します。

病状を証明するわけではありません。受診の事実が判明したらよいので、カルテが残っていなくても、患者名簿など手掛かりが残っていれば、病院からその報告を得ることで受診があったことが認められます。診察券や領収書が残っていたらそれを提出することでも認められます。

職場や学校に欠席、欠勤の届をしたときに診断書を出していたなら、そのコピーを添えても証明になります。

「はじめて2級」の年金

障害の程度が軽いため障害年金の対象外となっていた人が、新たな別の障害が発生し、二つの障害を併せると、障害年金の対象であると認定されることがあります。これを「はじめて2級」といいます。

例えば、知的障害ではあるものの程度が軽く、3級と判定されていた人が統合失調症を発症した場合です。統合失調症だけでは2級の障害とは判定されない病状であっても、二つの障害を併合して評価して、2級相当とされるという決まりです。

この場合は、先行している知的障害を前発障害、後発の統合失調症を基準障害といいます。基準障害とされる統合失調症については、前記の受給3要件のうち「加入要件」「納付要件」を満たしていることが必要です。すなわち、統合失調症の初診日は年金加入中であることが必要です。

診断書は、前発障害と基準障害についてのそれぞれ、計2通が必要です。

障害年金の請求先は、基準障害が国民年金加入中の人は居住地の地区町村、厚生年金加入中の人は初診時の職場を管轄している社会保険事務所です。

障害者手帳を取得しよう！

障害年金の制度とは連動していませんが、統合失調症の人を支援する制度に「障害者手帳」の制度があります。正式名称は「精神障碍者保健福祉手帳」ですが、一般には「障害者手帳」とか「手帳」と略称されています。

この手帳を取得することは、「精神障害者居宅生活支援事業」を利用するための条件の一つです。それ以外に、手帳を取得すると税制（所得税、住民税が、利子税、事業税、自動車税、贈与税）上の優遇が受けられます。

また、手帳取得者には、福祉サービスが受けられる設定があります。

その一つは①２級以上の認定がされている人が、生活保護を受けると生活保護費に障害者加算がされることです。これは大きなメリットです。

②１級の対象者には、ＮＨＫ受信料が割引される。手帳所持者がいる世帯で世帯全員が住民税非課税者である場合には全額免除となる。手帳１級の人が世帯主でかつ受診契約者の場合は半額免除となります。

③自立支援医療給付（精神通院医療費）の手続きが簡素化される。

精神障害者保健福祉手帳の取得によるメリット

税の種類	該当等級	内　　容	問合わせ先
所得税の障害者控除	1. 手帳1級 2. 手帳2級と3級	・年間所得金額から450万円控除できる ・1級の人と同居している人は配偶者控除に35万円加算される ・年間所得から27万円を控除できる	税務署
住民税の障害者控除	手帳1級 手帳2級と3級	・年間所得金額から30万円控除できる ・1級の人と同居している人は配偶者控除、扶養者控除に23万円加算される ・年間所得金額から26万円控除できる。ただし前年の合計所得が125万円以下の場合、住民税は非課税となる	市区町村
利子等の非課税（マル優）	等級にかかわりなし	・元本350万円までの預貯金の利子には非課税 ・額面350万円までの公債の利子には非課税	銀行、証券会社
相続税の障害者控除	手帳1級 手帳2級と3級	（70歳―相続時の年齢）×12万円を控除できる （70歳―相続時の年齢）×6万円を控除できる	
個人事業税		本人または障害者を扶養している方のうち、前年度の総所得額が370万円以下の場合、減免される	税務署

自動車税・軽自動車税・自動車取得税の減免	手帳１級のみ	本人か生計を同じくする人が、その障碍者に通院や通学、仕事のために自動車を使用する場合、その自動車にかかる税金が免除される。ただし、通院医療費公費負担制度を利用していることが条件	自動車税・自動車取得税については自動車税事務所 軽自動車税は市区町村
贈与税の非課税	手帳１級のみ	１級障害者にその生活費、医療費としてその運用益を提供する信託契約（特別障碍者扶養信託）の形で個人から贈与された6000万円までの信託金銭が非課税	税務署

手帳では障害の重症度が三段階に設定されている

税制の優遇で触れたように、手帳には障害の程度に着目した等級が設定されています。等級は1級から3級まで三段階に分かれています。

手帳の等級と年金の等級の間には連動はありません。手帳と年金は互いに独立した制度だからです。ということは、手帳での評価で障害が重度とされても、年金のランク分けには影響は及ばないということです。縦割り行政の表れの一つです。

手帳の障害等級1級の対象となるのは、「日常生活の用を弁ずることが不能な程度」とされています。

障害の状態は、（イ）「精神病の状態（精神症状）」と（ロ）「活動能力の状態（生活能力）」の二つの観点から評価されます。

（イ）については「高度の残遺状態または人格変化、思考障害、妄想、幻覚等の異常体験があって、日常生活の用を弁ずることが不能な程度であること」とされています。

（ロ）生活能力の面では、①調和のとれた適切な食事摂取ができない。②洗面、入浴、更衣、清掃等の身辺の清潔保持ができない。③金銭管理能力がなく、計画的で適切な買い物ができない。④通院・服薬を必要とするが、規則的に行うことができない。⑤家族や知人・近隣等と適切な意思伝達ができない、協調的な対人関係を作れない。⑥身辺の安全を保持できない、危機的状況に適切に対応できない。⑦社会的手続きができない。一般の公共施設を利用することができない。⑧社会情勢や趣味・娯楽に関心がなく、文化的社会活動に参加できないなどの8項目が挙げられ、これら8項目のうちのいくつかに該当する患者であることとされています。

手帳の障害等級2級は、障害が1級に準じる程度とされます。すなわち1級は、日常生活の用を弁ずることが不能とされていますが、2級は「日常生活が著しい制限を受ける、または日常生活に「著しい制限を加えることが必要とする程度」であるとされています。

（イ）については、「残遺状態又は病状があるため、人格変化、思考障害、その他の妄想幻覚等の異常体験があるもの」の文面は1級と同じですが、「高度」の表現が省かれています。

（ロ）については、1級は、①～⑧に挙げられた行為が「できない」ですが2級では、これらの行為を「できるがなお援助を要する、援助なしにはできない」とされています。

手帳の障害等級3級は、1、2級よりも精神障害の程度がさらに軽度とされています。

（イ）については、「人格変化の程度は著しくない」とされています。

（ロ）については、①～⑧に挙げられた行為が「自発的に、おおむねできるが、なお十分とはいえず、援助を必要とする」とされています。

この重症度の決まりから読みとれることは、障害の程度を重度障害から軽度障害まで三段階に分けたことについては、明確な基準はないということです。

この決まりは、統合失調症による生活機能の低下は階段状に進行する現象ではなく、障害の進展にあるのはなだらかな坂状の変化であることと、しかもそれは状況依存的に変化するという特性があることを考えていただいたら理解されるでありましょう。

蛇足ながら、私見を付け加えるなら、急性症状を除くと、健常市民と軽度の統合失調症の間に存在する障害の違いも、境界線を引きにくい曖昧でなだらかな移行がほとんどです。

どこに申請するか

精神障害者保健福祉手帳の申請を受付ける窓口は居住市区町村の役場です。実際は精神科医療機関が代行してくれます。申請用紙も医療機関が常備しています。かかっている医療機関の担当医に「手帳が欲しい」と申し出てください。申請するためには、初診日から6ヶ月が経過していることが条件です。

第六章
経済的に行きづまったときの最後の頼りは、生活保護

統合失調症の人は、頑張っても、工夫しても、生計が成り立たない事態に陥ることがあります。その原因が転職に起因した待遇低下、収入の減少にあることがあります。

統合失調症の人の職場適応は、学卒時に入職した最初の職場よりも、二度目の職場のほうが難しい傾向があります。

最初の職場で役割をこなせていたのは、本人の力よりも若葉マークに対する職場の配慮によるところが大きかったからなのですが、転職前には大抵の患者はそのことに気がついていません。

我が国には、お椀を重ねた人は、そのことだけで新人よりも偉いとされます。先輩だというだけで、無条件で敬うことを伝統とする職業文化があります。この風潮は、裏返すと先輩は後輩よりも何かにつけて抜きんでているべきとの前提があります。指導力や即戦力の期待です。ところがすべての人が、この期待に応えられるとは限りません。

この前提は具体的な技量だけでなく、人あしらいや集団の中で立ち位置の選択を選ぶなど、判断基準が曖昧な行動の評価にも及んでいます。統合失調症の人はこの面への対応が苦手です。とりあえずの選択で入った次の職場は、環境や条件が前より悪いことがあります。失望して短期間で辞めざるを得ません。

短期の転職を重ねていると、難しい人物だからではないの、との偏見を持たれがちです。やむを得ず再度転職をすることになるのですが、さらに待遇がよくないことのほうが多い傾向があります。

それだけに、転職後工夫と努力によって新しい職場に適応しておられる患者さんには厚い敬意を感じます。

もともと転職前の職場では待遇がよくなかったわけですから、大した蓄えはありません。失業と同時にお金に困る生活になります。お金が無くなると、行動範囲が狭くなります。

多くの患者は自己卑下の感情に捉えられがちになります。自分は世間に必要とされていないダメ人間だ、と弱気になります。万事休した、切羽詰まったとの考えにとらわれがちになります。先は飢え死に、ということばが脳裏をよぎることがあります。

諦めてはなりません。この事態に至った人には、「いやまだ生活保護という選択肢が残っていますよ。生活保護をもらって立て直しをしましょう」と教えましょう。

生活保護は経済的に行き詰まった人のセーフティーネット、最後の頼りとして設けられた経済生活支援の仕組みです。

生活保護の給付額はどのくらい？

給付額は患者の年齢、住んでいる地域、家族構成などによって一人一人異なります。大まかにいえば、大阪市に住んでいる40歳単身でアパート住まいの人の例を挙げると、生活費と住宅扶助合わせて月額12万円弱です。

統合失調症のために障害者手帳の発行を受けている人は、これに障害者加算として2万6千円が加算されますから合計月額支給は14万6千円弱となります。

加算には、障害者加算のほかに、家族構成によって、児童を養育している家庭には母子加算、18歳未満の子を養育している場合には児童養育加算があります。北海道などの寒冷地に住んでいる人には、冬期加算があります。扶助には住宅扶助のほかに教育扶助、介護扶助、医療扶助（健康保険と同額の医療費が保障される）、葬祭扶助などがあり、該当する人にはそれらの扶助が加算されます。

生活保護の利用は推奨されていない

統合失調症の人にとっては、生活保護は頼もしい味方です。しかし、生活保護の制度は、困った人はどんどん利用してくださいと利用者を歓迎するようには運営されてはいません。生活保護制度を利用するためには、文字通りこれが最後の手段、これ以外の方策はないことを国に認めてもらう必要があります。

経済困窮度の認定にあたって、国は五つの要件を定めています。

①**収入要件**　所帯の収入が国の定めた基準より低いことです。収入要件の判断は個人の収入状態に着目して行われるのではなく、申請者の所帯全体の収入が判断の対象となります。

②**資産活用の要件**　申請者に預貯金・不動産がないことです。(あれば売却して生活費に充当して、それを使い果たした後に保護の対象となる)

③**能力活用の要件**　働くことが可能ならば、その能力に応じて働くことが要求されます。(働いて得られる収入が保護基準に届かない場合に生活保護が適用される)

④**他制度の活用**　年金や手当金など、他の制度の給付が受けられる制度があれば、まずそれを利用することとされています。

⑤扶養義務者からの援助を受ける

扶養義務がある親族が存在するなら、その人から援助を受けるように指導されます。扶養義務がある親族とは、申請者の父母、祖父母、兄弟姉妹、子と孫です。叔父叔母、甥姪については、特別の事情があれば、扶助義務者とされます。特別な事情とは、過去に申請者から経済的援助を受けたことがある人のことです。

（注1）生活保護は世帯単位の原則によって行われます。一般的には、同一の住居に住み、生計を同一にし、住民票上の届けをしている集団のことを世帯といいます。しかし、生活保護においては、同じ住居に住み、生計を一にしていれば、親族でなくても、それらの人々すべてを一つの単位として、同一世帯とされます。

また、出稼ぎや入院している人がいるような場合、その状態が一時的であり、いずれ自宅に帰ると思われる場合はその家族と同一世帯にあるとされます。

（注2）世帯分離（みなし別所帯）　世帯の中に働く能力があると考えられるにもかかわらず、働かない人がいることがあります。そのためその所帯の人たちが生活保護を受けることができないという場合があります。そのような人をその所帯から外して、残りの家族を別個の所帯とみなして生活保護を適用することがあります。これを世帯分離（みなし別所帯）といいます。

長期入院の患者がいて、その人の入院費を負担すると、その所帯の家計が立ちゆかないという場合があります。障害のために、一人では生活できず、やむを得ず身内の所帯に転入することがあります。そのような場合、その患者だけを所帯から切り離して生活保護を適用することがあります。

世帯分離は微妙な解釈があるので、可能性がある場合は役所のワーカーと相談してください。

生活保護を申請すると、これら①から⑤の要件についての調査が行われます。その結果、原則二週間、長くても30日以内に、生活保護の対象とするか否かの決定が申請者に文書で通知されます。この二週間の間に調査と、保護を受けるにあたっての指導が行われます。

調査・指導を受けているうちに、そこまで言わないとならないのかと、調査員に不快感を抱き、役所は敵だと感じたという患者がいます。

調査員は敵でも味方でもありません。敵がいるとすれば、申請する人の考えのなかにいます。生活保護の対象と思われるにもかかわらず、その人の心のなかに敵を抱えている人には、自己卑下をせず、担当者を見下さず、迎合せず、窮状をとことん聞いてもらうぞ、との気構えで毅然として、かつ謙虚に調査に臨むようにと患者に助言してください。とはいうものの、統合失調症の人にこの気構えを期待することは難しいことなのですが。

調査の対象は現在の状態

調査の対象は現在の状態です。（浪費的生活をしていたとか、異性に騙されたとか）原因や理由など過去のことは問われません。

申請者に現在稼働の能力があるか、収入を得る手段があるか、ないかだけが検討されます。統合失調症のために仕事に就けない人は、主治医に働くことできない状態であることを表現した診断書を書いてもらって申請するときに提出してください。手続きは先ずそこから始まります。

生命保険、個人年金への加入の有無が調べられます。解約すれば過去の掛け金が戻ってくるのなら、解約するように指導されます。

預貯金・不動産・株・宝飾品・美術骨董品があるかを調べられます。あれば換金するよう求められます。

扶養義務がある親族が存在するかを調べられます。扶養義務がある親族が存在するなら、その親族から援助を受けられないかとの打診がなされます。

これらは、「あらゆるものを活用してもなお、最低生活が不可能な人が保護の対象になる」という補足性の原則にもとづく調査です。

前記したことですが、所得の判定は申請者個人ではなく、本人を含む世帯全員の所得を一つとして行われます。さらに扶養能力の判定は、同一所帯となっていない親族、子、孫、きょうだいの所得についても対象とされます。

父母に年金が支給されている場合、子孫が児童手当の給付を受けている場合はそれらが世帯の収入に算定されます。

叔父叔母については、過去に本人から過分の援助を受けていたことがあり、現在ゆとりがある生活をしていると判断されるなら、その親族に援助が求められます。それら判断資料を得るために親族に対して扶養義務者照会がおこなわれます。

持ち家があったら、保護は受けられないか？

そんなことはありません。使わないほどの部屋数がある大邸宅の持ち主なら、余っている部屋を貸して家賃を得るように指導されることになっているそうですが、そのような邸宅に住んでいた人が統合失調症になったというだけで急に生活保護を受けなければならない境遇に陥ったという例を私は知りません。

保護費を借金の返済に充てることは認められない

生活保護になると借金をすることは認められません。住宅ローンが残っている場合には、住まいを処分して、保護基準内の住宅に住み替えるように指導されます。

持ち家が老朽化して、修理をしなければ住み続けることができない場合には、保護費から修繕費用が支給されます。

借金があったらどうなるか？

住宅ローン以外の借金についても同じです。保護費を借金の返済に充てることは認められません。貸し手に事情を理解してもらって、返済を諦めてもらう必要があります。諦めてもらえない場合は自己破産の手続きをとらざるをえません。

借金返済のために保護費を充てることが認められない理由は、認めると保護費は困窮者のためではなく、貸し手の利益に使われることになると考えられるからです。

自己破産

自己破産は返済能力がない人を救済する最後の手段です。自己破産となった人が保有している家財・不動産は差し押さえられて処分・換金され、貸した人に配当として渡されます。破産した人の借金はなくなりますが、財産もなくなります。

同時廃止

自己破産の手続きには時間がかかります。資産がない人は同時廃止という手続きをとれば、比較的簡単に破産・免責の手続きを終えることができます。

破産の申し出があると、裁判所は破産管財人を任命します。破産管財人は、破産者の財産を調査・管理し、処分しそのお金を債務者に渡します。

同時廃止とは、破産管財人が選任されず、破産手続き開始と同時に破産事件が廃止されることをいいます。破産手続き開始と同時に破産手続きが廃止となるので、同時廃止と呼ばれるのです。

同時といっても、手続きが時間的に同時に終了するという意味ではありません。手続きの完了までは三ヶ月くらいは要します。

マイカーの保有はできないか？

自動車は保有にあたって登記を必要とします。生活の道具ではありますが、財産価値があるからです。

自動車は財産価値と道具としての価値が一致しない特性があります。道具としては、人や物を運んでもらえば価値は十分なのですが、財産価値の評価は、生産されてからの期間、事故歴、表面の塗装の艶や劣化の状態によって万別です。生活保護では財産価値のほうが重視され、生活保護になるとマイカーの保有は認められないのが原則です。

原則ですから例外があります。

生活保護の対象者となって以後はマイカーの新規保有は容認されないのですが、この例外の適用によって、以前から保有していたマイカーについては、引き続き保有が容認される可能性があります。

保有が認められる例外とは①仕事で使っている。②障害を持っている人が通勤・通院に使っている。③公共交通機関の利用が著しく困難な地域に住んでいる。などの事情です。

統合失調症の場合は、②の事情があたることがあります。

対人緊張が強くて、バス電車を使えないという患者がいました。この人は例外が認められ、保護開始後も引き続きマイカーの保有ができました。しかしこれは主治医に診断書を書いてもらえば、それで認められるというような安直なことではありません。その人の場合は患者の親御さんから病状の説明をしてもらって、例外が当てはまることに担当ワーカーの理解を得ることができました。

ワーカーの頭には、「マイカー保有は認められない」の原則がありますので、マイカーが必要な生活実態を伝えてワーカーに理解を得る必要があります。

統合失調症の人は、理解を得るという作業が苦手です。患者がワーカーに対し病気についての理解がないといった非難的なアプローチをして問題がこじれるケースを見聞します。

障害年金と生活保護はダブル受給ができる

障害年金だけでは生活をまかなうことは不可能です。ほかに収入がないなら、生活保護を申請しましょう。障害年金と生活保護は併給してもらうことができます。

ほかに収入があっても、その収入と障害年金を足しても、生活保護基準に達しない人は生活保護が適用されます。

第七章 統合失調症はどう思われてきたか

統合失調症は存在していなかった

1800年よりも前の時代には、統合失調症は存在していませんでした。統合失調症は、1896年から1908年にかけてヨーロッパに生まれた疾患名です。

存在していなかったと書く理由は、一般的な記録にも医学的記録にも、統合失調症らしき状態像の人の記載を見つけることができないからです。

古代シュメールやバビロニアの楔形文字の記録のなかには、今日の老年痴呆や重症うつと診断されるものは見出すことができるそうです。ヒポクラテスやソクラテスの時代には、てんかん、躁病、うつ病などの精神神経疾患についての記録を見ることができます。

しかし、思春期に現れ、幻覚や妄想を起こし、よくなることがあるが、しばしば悪化を繰り返すといった類の狂気についての記録は認められません。

シェイクスピアの戯曲には精神障害者と思われる人物が登場しますが、はっきりした統合失調者らしき人物は登場しないといわれます。

旧約および新約聖書には精神障害と思われる人物の記載が見られると、シュバイツアーは論文に書いています。それらの人たちの存在の記載は宗教的中傷を目的にするもので、歴史的にも臨床的にも根拠を欠くとシュバイツアーは指摘しました。

17世紀英国のネピアは２０００例以上の精神疾患の患者について注意深い症状のチェックリストを編纂しました。そのなかには明らかな統合失調症に相当する症例は存在しませんでした。

これらの根拠から、ゴッテスマンは、現代の基準からみて、統合失調症といえる精神異常は記録上には認められない。19世紀以前には統合失調症はまれであったか、存在していなかったと結論しました。

ちなみに、「神経症」は発熱を伴わない神経系の不調を総称する用語として１８７３年から使われるようになった用語。「精神病」は19世紀半ばから使われるようになった用語とされています。

病名の由来

統合失調症についての初めての記載は、1809年英国のハスラムとフランスのピネルによって別々になされました。それゆえ、統合失調症をピネル・ハスラム症候群と呼ぶべきとする提唱が米国にあります。

ピネルはこの疾患の特徴は、精神的能力が劣化するところにあるとし、『精神喪失』と呼びました。

1852年フランスのモレルはこの疾患について、思春期に始まることが多いことに着目し、「早発」という言葉を付け加えました。

ドイツのクレペリンが精神機能の劣化というこの病気の経過も病名に加味し、「早発性痴呆」と呼ぶことを提唱しました。

1908年、スイスのオイゲン・ブロイラーは、すべての患者が痴呆化するわけでないとし、この病気になると、通常は統合されている精神機能がばらばらに分かれるという現象に着目し、「精神分裂病」という用語を用いることにしました。

明治にこれらの病名は我が国に伝えられました。邦訳語は、幾つかの候補語のなかから「精神分裂病（症）」が採用されました。この病名は差別的であるとの議論が起き、２００２年統合失調症に変更されました。本書では統合失調症を使用します。

精神分裂が差別語であるというのであれば、精神劣化や精神喪失という表現はそれに劣らず差別的だと思うのですが、こちらの表現のほうは差別用語非難運動家たちの話題にはなることはありませんでした。

クレペリンとブロイラーの功績は、たんに統合失調症を初めて定義し、命名したからではありません。二人の功績は、統合失調症を疾患として捉える始まりとなったところにあります。しかし、統合失調症を疾患としてみる考えはすぐには世間に受け入れられませんでした。国連の世界保健機関ＷＨＯの会議において統合失調症が疾患として承認されたのは、わずか今から半世紀前、１９７３年のことです。

古代ではどうだったのか

これらの病名が提唱されるよりも前の時代には、統合失調症の人たちが存在していなかったわけではありません。

ヨーロッパには古くからマッドと呼ばれる人たちがいました。我が国では憑きもの、ものぐるい、タフレと呼ばれていた人達がいました。これらの人たちのなかに今でいう統合失調症に相当する人が含まれていたと想像されています。

我が国で影響が大きかったのは、インドに古代からあった考えです。

インドでは人の思考や行動を支配している小人が心臓の片隅に住んでいると信じられていました。この小人が悪さをすることが精神異常の原因だとする言い伝えがありました。インドの山奥で修業したと聞くと、その僧侶には名僧の雰囲気を感じるように、わが国ではインドに由来する哲学的雰囲気を理屈抜きで崇拝する風潮があります。日本で、精神障害を「心の病」と呼ぶ迷信の下地の一つにはこの風潮があったように想像します。

しかし、人々のすべてがこの風潮に支配されて、精神活動の不調を「こころの病」としていたわけではないようです。豊臣秀吉が伏見稲荷神主に出したとされる書状が残っています。それには、浮田秀家の室、もののけに侵され「脳乱す」と書かれているそうです。この時代すでに、精神障害は「脳機能の不調」と解する風潮があったことが窺われます。

バビロニアやエジプト、ヨーロッパでは、精神の異常の原因を具体的に想像するのではなく、得体がしれない自然現象であると考える風潮がありました。例えば狂気の原因は悪魔にとりつかれたからだといった迷信です。この考えは中世のヨーロッパに引き継がれました。

統合失調症への対処（古代）

悪魔・悪霊に取りつかれたのが原因と考えるなら、対処法は取りついた悪魔・悪霊を追い払うことです。

ヨーロッパでは、患者の耳元で大砲の音を聞かせる、患者をギロチンにかけるように見せて驚かす。患者を回転椅子に座らせて目まいを起こさせる。水に漬けて溺れさせるように見せるなどの対応が行われました。

患者を不快や苦痛の状況に置く。これらの滑稽な対処は、狂気の人への拷問でしかありませんが、行う人にとっては取りついた悪魔が立ち去ることを期待して採られた行為でした。

狂気の人に拷問を課しても悪霊を追い払う効果はありません。狂気の人たちは取りついた悪魔ごと幽閉されることになりました。ヨーロッパの地域によっては、これらの不合理な対処は、古代を過ぎて中世になってからも引き継がれました

同時に、狂気の人たちや能力が低い人々は保護すべき対象とする考えもありました。そこから、これらの人たちへの援助は地域共同体の責任だとする現代の福祉につながる思想も生まれました。

８００年から１５００年にかけてダマスカス、グラナダ、ロンドン、ベルギーなどに知恵遅れや精神障害者の施設や居住地がつくられました。そのなかでは１５４７年にできた英国のべ

スレムの施設が有名です。そこでは施設を出る人たちに、はっきりわかるように腕章が与えられていました。腕章をつけた人たちに対し社会は親切だったので、浮浪者は腕章を偽造して退所者だと偽る人がいたと伝えられています。

統合失調症への対処（中世）

十六世紀までにヨーロッパで市民を支配した考えには、もう一つの潮流がありました。人間の上に神が存在すると考える文化です。その一つに狂気の原因はキリスト教への信仰心の欠如にあるとする考えがありました。

十五世紀イタリアに始まったルネッサンスがヨーロッパ全域に波及しました。ルネッサンスは神中心の文化から人間中心文化への転換が始まった時代とされますが、ヨーロッパの精神障害者にとっては泥水の濁流に投げ込まれたような過酷な受難の時代でした。

旧約聖書には「魔女を生かすなかれ」とか「魔力にとりつかれた者、石をもて打殺すべし」とあったので、宗教者は率先して精神障害者への殺戮に参加しました。１４８４年教皇は魔女の根絶を認可する勅書を出しました。

どのくらいの魔女とされた人が殺されたのかはつまびらかではありません。フランスではフランシス一世の治世（１４９４～１５４７）だけでも10万人以上が殺され、１５１５年にはジュネーブで５０００人が火あぶりにされたという記録があるそうです。このなかの一部が精神障害者であったとしても、精神障害者の犠牲者は数百万人にのぼったと神経学研究所（東京）の小林司は推定しています。

ジェネバ（ドイツ）１５１３年に５００人、トレーヴズ（ドイツ）７０００人、ザクセンでは１５９８年１３３人、アルザスでは１５９６年２００人以上、ラブールでは１６０９年６００人、ストラスブルグでは１６１５〜１６５５年５０００人などの記録があるといいます。

１４８６年にドイツのドミニコ派の修道士クラーマーとシュプレンガーが作成した魔女発見の手引きは二百年にわたって利用されました。１４６０年から１６８０年までに、５万人以上が魔女裁判にかけられたとされているそうです。ジュネーブでは１５１５年５０００人以上が火あぶりになったという記録が残っています。

１５９０年のドイツを訪れた旅行者は、処刑場はおびただしく立ち並んだ処刑柱で、まるでちいさな林のように見えたと書いています。

しかし、当時の世情は、精神障害者への迫害を是認、傍観する市民ばかりではありませんでした。１５２５年ドイツのパラケルススは、精神病は悪魔とは無関係である、医師は医学的治療法を考え出すべきだと述べた著書を書いています。

メッツの医師アグリッッパは魔女狩りに反対する抗議文を法廷に提出しました。１５６３年、アグリッッパの弟子のヨハン・ワイヤーは、精神病を哲学や神学的に考えるよりも医学的に考えるべきとする著書「悪魔の幻惑」を出版して、精神異常の悪魔説に徹底的な打撃を与えたといいます。医学史家ジルボーグはこれを精神医学革命と呼んだ大事件でした。これら以後魔女狩りは下火になったと小林司は述べています。

二つの大虐殺

ヨーロッパでは、魔女狩りの約400年後にも大虐殺がありました。ナチによるユダヤ人大規模虐殺です。ラトビア3万人、リトアニア8万人、ロシア5万4千人、ウクライナ7万5千人など、合計最低で百数十万人（「新版ナチズムとユダヤ人」村松剛　角川新書）。

ユダヤ人に対する大虐殺の陰になって歴史的には目立ちませんが、ナチはユダヤ人に対する虐殺に先立って自国の知的障害者、精神障害者の虐殺を行いました。

1939年9月、ヒトラーは「医師たちは、不治であると宣言された人々に死による解放の義務を負う」という総統指令を発しました。

小林司によると、このヒトラーの司令より前に、精神障害者殺害計画が精神医学研究者たちの自由意志によって始まっていたといいます。

ドレスデンやベルリンに精神科専門医が集まり、精神障害者を殺害する相談会議が開かれました。参加したのは一般の精神科医ではなく、当時ドイツの名だたる大学の精神科教授たちです。カール・シュナイダー（ハイデルベルグ大学教授）［のち自殺］、パウル・ニッシェ（ゾンネンシュタイン州立精神病院長）［のち死刑］、ウェルナー・ハイデ（ビュルツブルグ大学教授）［脱獄一回、のち自殺］、マックス・ドゥ・クリン（ベルリン大学教授）［のち自殺］、ウエルナー・フィリンガー（ブレスラウ大学教授、戦後にマールブルグ大学教授）［のち自殺］、ベルソルド・キーン（イエナ大学教授）、フリードリッヒ・マウツ（ケニヒスブルグ大学教授）などが名を連ねました。この中の幾人かは、それまでは、患者を人道的に扱えと述べていたのに、です。

当時の有力精神科医のなかには、虐殺に加担しなかった医師がいたことも記録にあります。ゲッチンゲン大学のゴットフリード・ヘルツェルは虐殺が行われている病棟の主任に任命されることを「自分は気が弱いから、この仕事には向いていない」と述べて拒否したなどです。

ユダヤ人や精神障害者を絶滅する命令を発したのはヒトラーですが、計画を立てて実行したのは、ヒトラーの取り巻きの官僚たちです。ニュールンベルク裁判で、弁護士に「命令を正しいと思ったのか、内心の躊躇を感じなかったのか」と問われた若い元ナチ少将は、「質問の意味が分からない。私たちは上官の命令に服従することを誓いました。上官が命令を出した以上、従うのはあたりまえ、正しいか、正しくないかなどという問題は出てこないのです」と答えています。

１９６１年エルサレムにおいて、元ナチ親衛隊中佐アイヒマンに対する裁判が行われました。

アウシュヴィッツにガス室を作ったアイヒマンは、戦争末期アルゼンチンに逃れていましたが、イスラエル政府に拘束されてエルサレムに送られていました。

彼はキリスト教を強く否定していたといいます。彼は1943年すでに、ナチの敗北を予感していたといいます。それでも彼は、ユダヤ人殺戮に熱中していました。

ユダヤ人虐殺の罪を問われ、彼も「命令だったから仕方がない」と終始言い張りました。

アイヒマンは機会あるたびに、「私の名誉は忠誠（トロイエ）だ」と強調しています。忠誠はヒトラーに対してのことなのか、ナチ思想に対しての意味なのか、ゲルマン民族の血統を尊ぶ思想なのか、解釈しかねますが、ユダヤ人への殺戮行為は彼の忠誠心の表れであることは間違い無いだろうと思います。

中世に行われた宗教者たちによる魔女殺戮のほうにも忠誠心の存在を感じます。

多種の生きものが共喰いをするのですが、とりわけ人類と鳥類には、同類間の殺戮をするという特性があります。文学には人においては、古代ギリシャ以来、惨めな人類を憎み、その滅亡を企むというテーマがあります。その実現のためにゼウスとプロメテウスは火を奪い合ったとされます。人類の滅亡を望む特性を行動化する誘惑が社会に広く埋め込まれています。力を手にすると誇示したがるというのがその一つです。見栄に止まらず、手にした力を実際に使うことがあります。人は恐怖から逃れるためにも力を使います。権力者への迎合のために力を使うこともあります。人類が保有する殺意という不気味な底流がドイツの教授たちの理性を押し流したのかもしれません。

小さな力が集まると世論となって市民の背中を押すことがあります。個人の物欲を満たすためと見透かされると反発が発生するのですが、恐怖の除去を旗印にされると、市民の反発が起きにくい傾向があります。

人類は殺意の表出を抑制すべく工夫を重ね文化を進展させてきましたが、まだ残虐性の克服には至っていません。

話が逸れてきました。元に戻します。

ヨーロッパ以外では、このような精神障害者を標的とする大規模な殺戮は起きていません。わが国では逆に精神障害者保護の活動が宗教家によって起こされました。平安時代すでに京都岩倉に大雲寺、秀吉の時代に大阪泉南七山の浄見寺内に本多左内が患者保護の施設爽神堂を設置したのが有名です。

江戸時代には篤志家といわれる人たちによって、狂疾収容施設の建設が全国に広まりました。篤志家は接骨医、漢方医、灸法医などのなかの儒教の「仁」の実践家であったと伝えられています。

それらの施設のなかには、明治以後も存続し、現在の国公私立の精神科病院の母体となったところがあります。

明治時代に始まった例もあります。渋沢栄一らは、本郷加賀屋敷に瘋狂室を設けました。これは翌年上野護国院跡に移り、明治12年東京府仮癲狂院となり、現在の松沢病院へと発展しました。

ヨーロッパで、精神障害者への人道的な扱いが広まったのは、ピネルとハスラムが統合失調症と思われる症例の記載をしてから実に一世紀が経過してからのことです。

ヨーロッパにおいて中世の市民が、やさしさから迫害に転じた理由はいろいろ推察されています。魔女狩りをおこなった人たちが抱えていた精神病理性はその一つです。抑圧下に置かれたときスケープゴートをつくるという或る種の人々の残酷な性癖とそれに同調する市民の存在もそうです。プロテスタントとカトリックの権力闘争、女性の無権利の時代背景などなどが考えられるとゴッテスマンは指摘しています。

近代になってから広まった考え方

中世の西欧では、現世のすべては神の影響下にあると考えられていました。人の精神の営みについても同じでした。

ルネッサンスの時代を経て近代に移行すると、西欧では森羅万象を神の力の影響と解釈する思想は縮小しました。この趨勢を、神の時代から人間の時代への歴史の転換と解釈する市民がいます。

中世の終焉にともなって、統合失調症を含む精神障害についてその本態は何か、原因は何かについて、冷静な議論が行われる時代が到来しました。しかし、関心は精神異常をきたした人となりとか人格（人間性）、心のあり方（もちかた）といった抽象的な方向に流れ、脳機能との関連が論じられるまでにはかなりの期間を要しました。

例えば、左前頭葉の障害は言語機能の障害をもたらすが、狂気は引き起こさないことをブローカが報告したのは１８６１年のことです。

社会が神の存在を軽視し、人間や「私」の存在を重視する方向に移行したことは、人類の進化や発達の反映とはいえません。神をあがめる文化に行き詰まった市民の関心が神の代替を求める方向に変化したからです。

変化は、自由意志の尊重、機会均等の思想、自由競争の重視などへさらに、格差の出現を自己責任とする風潮にも繋がりました。

発病は環境に原因があるか

欧米では精神障害の出現は、環境と関連があると語られてきました。とくに貧困との関係に関心が寄せられました。

１９３９年シカゴ社会学者の調査では、統合失調症による入院率は貧民街では人口10万人当たり１０２人、裕福な地域では25人でした。アメリカでは16もの同様な調査と報告が出されました。

貧困以外の生活条件も検討されています。市民をさまざまな属性に分け、統合失調症の原因を探る手がかりを得ようとする試みです。民族、職業、結婚の有無、宗教、移住などの条件が検討されました。

これらの属性に市民を分けた学者たちの関心は、属性が及ぼす文化の精神障害への影響を探ることではなく、属性の条件がもたらしている市民の経済的格差との関連を知ることにありました。

クレペリンは都市化と精神ストレスが若者にこの病気を引き起こしているという当時流行の環境論を信じませんでした。その証明のため、彼はシンガポールの精神科病院で、マレー人、ジャワ人、中国人、日本人を対象に調査を行いました。

その結果から、人種、気候、食物など一般的生活環境は精神障害の原因ではないとの持論を確認しました。

統合失調症は遺伝によって子孫に継承されるとする考え

ヨーロッパでは精神障害には家族集積性があるとされていました。家族集積性の原因が生活環境にあるのではないことが知られると、原因究明への矛先は遺伝に変わりました。この方向転換は、それ以外には考えることはないのですかと聞き返したくなるほど短絡的に見えるのですが、研究者たちの一部は真剣でした。

クレペリンやその同僚のリュデインは、精神障害は遺伝と関係がありそうだと考えました。リュデインは後にミュンヘンの精神科遺伝学研究所で遺伝調査や環境調査を行いましたが遺伝的解釈のすべては否定的結果に終りました。

それにもかかわらずリュデインは精神に異常をきたした人々に不妊手術を主張し始めた一人となりました。リュデインの教え子のフランツ・ヨゼフ・カルマンはそれに輪をかけた過激な優性学派で、遺伝子自体が発見されていないにも関わらず、それを持っていない精神障害者にさえ不妊手術をするようにと主張しました。

マンフレッド・ブロイラーは父親オイゲンの仕事を引き継いで精神病の研究者になった人です。患者の生活歴、配偶者の生活歴、結婚の経過について観察した結果、20歳以上の患者の子供のうち74％が正常であることを知りました。

メンデルの優性遺伝が原因ならば、統合失調症の患者は少なくとも一人は病気の親をもっているはずです。

リュデインは劣性遺伝モデルについても調べました。親が統合失調症でない統合失調症の同胞の約4％が統合失調症以外の精神病であることを見出しました。統合失調症以外の精神病の同胞も含めたとしても、劣性遺伝モデルの証明に必要な確率にははるかに届きませんでした。

学術的には否定されたにもかかわらず、統合失調症の発症に遺伝子が関与していると考える精神医学者は多かったので、家系に着目した多数の観察がされてきました。

アメリカのリン・デリシンとマクドーノは統合失調症多発の9家系を対象に遺伝的な見方からの検討を行いました。多発家系とは、その家族に統合失調症が数人いるが、統合失調症でない子も数人いるという家族です。

その結果、統合失調症多発家系には統合失調症のほかに、自閉症、双極性障害、診断名未確定などの多様な精神障害が存在していることを知りました。

また、ゲルマトルは別個の研究者の別個の遺伝子研究をひとまとめにして眺め、精神疾患の少なくとも幾種類かは単一のスペクトル上に存在しているらしいことに気がつきました。自閉症、双極性障害、統合失調症などです。

ケヴィン・ミッチェルは、ある患者の発病は父から受け継いだ遺伝子欠陥によるものでなく、母から受け継いだ欠陥のせいでもなく、二人の欠陥が偶然重なった可能性の場合がある。あるいはゲノムの別の場所にあった第二の変異と組み合わさったことの結果ということがある。同じ変異を保有していても全く影響を受けない人がいる。同じ変異でてんかんになる人がいることなどを報告しました。

遺伝にこだわったのは、精神医学の研究者だけではありません。アメリカのジャーナリスト、ロバート・コルカーは２０２２年統合失調症多発家族の研究についての大作を書きました。そのタイトルは「遺伝か、環境か」でした。まさに二択クイズです。

関心の方向を精神障害一般に広げず、統合失調症に絞るなら、遺伝子が発症に関与しているとしても、その力は極めて弱いといえそうです。ときには遺伝子はなにもしていない可能性があると遺伝に関心を持った研究者たちは考えました。

遺伝子は統合失調症という疾患そのものが原因ではないにしても、遺伝的脆弱性といわれる素質や基盤を形成し、脆弱者が環境上のストレスに持続的にさらされると発病に至ると考える研究者は少なくありませんでした。環境のストレスには、早期の両親の死、変わり者の両親を持つこと、奇妙な親子関係など普通でない養育環境、戦争、貧困、悲惨な人間関係、脳の損傷などが挙げられました。

21世紀はヒトゲノム計画がもてはやされた時代でした。ヒトゲノム計画が終了した時点には統合失調症と結びつけられた遺伝子は１００を超えましたが、遺伝子が発症に及ぼす影響は極めて小さいことが判明しました。

それゆえ遺伝子を標的にした薬を開発することを計画していたファイザー社、パークデービス社などの大手製薬企業は計画から手を引いたといわれています。

根強かった属性との関連説

民族といった大きなサンプルを対象に取り上げるなら、民族間においては精神障害の発生率に違いは生じていないというクレペリンが提示した結論は、欧米では研究者レベルでは承認されました。

しかし、サンプリングを狭い生活圏（同一地域、同一コミュニティ）にとるなら、属性や生活環境といった条件の違いは、精神障害、とくに統合失調症の発生の違いとなっているとする解釈は市民に根強く続いていていました。

経済的に下層の階級に統合失調症が多いということについて、主に二つの面から説明がされていました。

一つは、貧困、非行、片親家庭に生じる社会的秩序の乱れ、放任、小児虐待が重なるストレスが統合失調症の原因となるという解釈です。

もう一つは、精神的に欠陥がある（精神遅滞という意味ではない）市民が、統合失調症になるまでの途中段階で下層階級に移動してゆくことが、下層階級に統合失調症を多く生むことになるという説明です。

「下層階級の前統合失調症者は社会淘汰によってその階層にとどまるが、健康な兄弟や仲間は経済環境や教育機会に恵まれ、社会的地位が向上して下層階級から離れてゆく」この解釈は、「ふきだまり仮説」と呼ばれました。

しかし、この仮説は、下層階級にいる市民の大多数は統合失調症を含む精神障害にはなっていないという事実を説明できません。これに限りません。専門家が説く正しい知識というものには、思いつきにもとづくことが多い例です。

母親の育て方に問題があると言われたことも

環境原因説のたどり着いた先の一つに養育原因説があります。20世紀の初め、フロイトやユングなど精神分析医や心理学者たちは、幼少時の体験、性、抑圧された観念、話し合いの役割を強調しました。

フロイトの追随者によって、フロイトの学説は際限なく一般化されました。しかしこういった理論は統合失調症の原因を理解するためには役に立ちませんでした。

１９４０年代にフロム・ライヒマンは横暴な母親の態度が幼少期の子どもの心に深刻な歪みを作ると考え、母親の育て方が統合失調症の主たる原因となると主張しました。フロム・ライヒマンは「統合失調症誘発性の母親」「統合失調症原性の母親」という言葉を造りました。

フロム・ライヒマンの主張の根拠は、統合失調症の患者の母が統合失調症である場合と、父が統合失調症である場合の比率が２対１と圧倒的に母親が多いというデータに気がついたことにあります。遺伝論に行き詰まった家族集積性の解釈は、環境論（養育原因）に向かったわけです。

育児にあたっているのはおもに母親であることは事実です。しかし、この数字をもとに母親責任論を展開することには無理がありました。

統合失調症を発症すると結婚相手を見つけることが難しくなる。発症年齢が早い男性は配偶者を得る可能性が低くなる。女性のほうは結婚も出産も早いので、発症の前に結婚して子どもをつくる機会が多い。これが２対１になる説明であるとゴッテスマンは解釈しました。

「統合失調症誘発性の母」論は研究成果をもとに生まれたというよりも、フロイト派への反発の雰囲気にあったように感じられます。優性学はリュデインや教え子のカルマンから、後にはナチスにまで影響を及ぼしました。

「統合失調症誘発性の母」論に呼応するように、フィラデルフィアのジョン・ローゼンは「統合失調症は決まって母性本能が倒錯した女性に育てられている」と主張しました。

この母親をやり玉に挙げる概念はとくにアメリカで人気を博しました。アメリカ精神保健研究所のジョン・クローゼンとメルヴィン・コーンは「統合失調症誘発性の母親」を冷淡、完璧主義、不安、過剰管理、抑圧的と描写して、きちんとしているが正真正銘の愛情を欠いていると書きました。

１９５６年、グレゴリー・ベイトソンは「統合失調症誘発性の母親」の兆候とされるものをまとめ、ダブルバインド（二重拘束）理論を生みだしました。

ダブルバインド理論によると、ある種の母親は、我が子に矛盾したメッセージという罠を仕掛ける。罠にはまった子は当惑し、おびえ、いら立ち、不安となる。子どもは何度もその罠にはまると、対処するために自分の世界にひきこもるか、精神病を発症するというものです。母親に責任を押し付けるダブルバインド理論は一時期、業界標準の認識となりました。

当時「統合失調症誘発性の母親」から派生した新語に「冷蔵庫マザー」があります。生後二〜三年のトイレットトレーニングの際、赤ん坊に十分な愛情を示しそこなった母親のことです。幼少期に生じる深刻な心の歪みと拒絶の原因はこの種の母親にあるとフロム・ライヒマンは説きました。

フロイトの流れをくむ心理学者や精神科医の多くはこの理論を支持しました。わが国でも一時期この説を信奉する人たちが続出し、マスコミにも取り上げられました。この理論の講習会や家族教室が盛んに開かれました。

「人々はそれらのことで悩み、いわゆる神経衰弱になるかもしれないが、統合失調症になることはない」と、統合失調症誘発性の母親論に対してゴッテスマンは異論を唱えました。

精神医学領域の専門家たちのなかには、環境、対人関係のストレスは発病に関係する因子であると考える人がいます。しかしそう考える専門家の中の多くは必ずしも、悪い母親や父親、まずい養育、相手に語りかける言葉によって統合失調症が生じたり、治癒することはないとも述べています。

統合失調症は増加したと考えられているのか

前述したように、統合失調症は臨床的には1809年に記載されたのが始まりです。以来100年の間に統合失調症は急速に増加し、西洋のあらゆるところで見られるようになりました。精神病が増加しているとの指摘がされ始めたのはヨーロッパにおいてです。その時は統合失調症が特に増加したと言われていたわけでなく、精神病全体の増加を指していました。

1829年アンドリュー・ハリディは患者の数は過去10年間に三倍に膨れ上がっていると警告を発しました。1835年J・C・ブリチャードはいたるところに増え、おびただしい数になっていると報告。Ｅ・ノルダンは若年層の増加、都市での増加を示す詳細なデータを報告。ジョン・ホークスは今日の患者数は、先史以来かつてないほどになっていると指摘。１８７３年ハリントン・ツークは精神病の大波が押し寄せてきつつある。１８８０年にはＲ・ジャミソンは、現代で最も驚異的な現象は精神病の増加だと述べました。

イギリスのエドワード・ヘアは議論を詳しく吟味し、精神病の増加は疑いない事実であると結論しました。

アメリカでは精神病の増加に気がつかれたのはヨーロッパより後になってからです。１９０３年から１９５０年の間にアメリカの人口増加は2倍だったのですが、入院患者は３・５倍51万2千人に増加しました。そのなかで、もっとも多かったのは統合失調症でした。患者の増加は、精神科病院の増加をもたらしました。合衆国のバージニア州では、１７７３年～１８１６年新しい精神科病院の開設はなかったのですが、１８１６年から１８４６年の間に22の病院が開設されました。

コロラド州立病院は開院したときは小規模の病院でした。それが１８７９年には入院患者が２０００人を超える病院になりました。１９５０年には５０００人以上が入院する大施設になりました。

統合失調症が増加したことについては、二つの解釈がありました。

一つは、増加は見かけ上だという解釈です。統合失調症は古代から存在していたのだが、未熟で容赦のない社会では生存しにくいので大多数は淘汰された。一部は家庭内や閉鎖的な一族の中で保護されていた。このため目立たなかったというものです。

伝統的な家族や文化の形態は、18世紀までほとんど変わらず維持されていました。産業革命を境に、社会が都市化、工業化したことでそれまでの精神障害者の家庭内での居場所が失われてゆきました。

収容施設が設置された（たとえば、英国ではこの時期約20の施設が９００に急速に増えている）ことによって、そこに集められた人々から様々な狂気の型が鑑別ができるようになった。これらの条件が重なり統合失調症の存在が目立つようになったという解釈です。

この時代より前の時代に目立たなかったのは、統合失調症そのものが存在していなかったからだとする説があります。17世紀、統合失調症を発病させる感染性ウイルスが出現し広まったのが原因だという説です（スローウイルス説）。

ゴッテスマンはこれらの説明は説得力がないと述べています。なぜなら、20世紀以後工業化と家族崩壊がさらに進んだが統合失調症の出現はその後増加していない。抗ウイルス薬は発見されてないにもかかわらず、その後の統合失調症の発生率には変化はないからです。

脳の構造に問題があるとする考え

コンピューター断層撮影などの画像診断機器が開発され、統合失調症の患者の脳に器質的な特徴が発見されることが期待されました。実際患者の脳室が拡大している、海馬が小さい、基底核での灰白質の密度の増加、辺縁系の灰白質の密度の低下などの所見が指摘されました。しかし、画像診断機器によって発見されたこれらの所見は、すべての患者にあてはまるわけではないことも判明しました。これらは、統合失調症の患者にみられる脳構造特徴について有意の差という統計的傾向を表してはいますが、臨床的状態像を説明できる意味付けや解釈が成り立つ程の知見とはいえません。

統合失調症が現れる時期として思春期にこだわる研究者がいました。思春期は拡張と刷新に励んできた脳組織の大掃除の時期です。思春期まで眠っていた脳の発育に関与している遺伝子が思春期に目を覚まして過剰に作られていたシナプスを刈り込むことが知られています。この現象と統合失調症が思春期に好発する現象を結びつける考えです。

１９８２年、カリフォルニア大学のアーウイン・ファインバーグは、統合失調症がしばしば思春期かその直後に出現することが多いのは、この時期に排除されるシナプスが多すぎたり、少なすぎたり、間違っていたりするからだとしました。

他方、ワインバーガーは、MRI研究を研究者が好むのは、MRIという手段を手にしたというからだけではないのかと批判しました。せっかく金属探知機を手にしたのだから金属を探そうという調子だ。そして探せば金属は見つかるというのが現象論の本質だというのです。

統合失調症は発達障害であるとする考えもある

患者は子宮内あるいは誕生時にすでに異常を抱えている。その異常が環境の助けを借りて徐々に脳の機能を脱線させるに至る。患者は子ども時代から困難を抱えているが、脳が成熟するまでは、誰も気がつかないだけだという考えを1987年ワインバーガーが提出しました。ジャーナリストのコルカーはこの考えをボウリングに起きていることに例えました。統合失調症の始まりは、ボールがボウラーの手を離れた瞬間ほんの僅か右か左にそれるようなものだ。しばらくボールは真っすぐ進んでいるように見える。ピンに近づいたときようやくコースを外れていることが明らかになるという解釈です。

ワインバーガーは統合失調症のこの概念を「発達障害」として捉えなおしました。この考えは、ワインバーガーの30年前に、コンラッド・ウォディントンが示した考えだといわれています。

２０１０年、アメリカ国立精神保健所のトーマス・インセルは統合失調症を、「一群の神経発達障害」と定義するよう呼びかけました。統合失調症は単一な疾患ではなく、症状群だというのです。

その考えをもとに、トーマス・インセルは、「神経発達障害群」を再定義しました。統合失調症は一つの疾患ではなく、一つのスペクトラムを構成する症状群であることを意味するものでした。

この考えを採用するなら、一人の患者の経過中に、主治医がつける診断名が変わり、処方の変更がおこなわれていることをうまく説明できます。

遺伝子は発病の危険を引き継ぐとしても、それが統合失調症を実際に発症させるかどうかとは別の条件の問題だという考えがあります。ボールが転がる方向が逸れる原因は、ボウラーの腕の振り方の違いだけではなく、ボールの性状もあります。ボールが転がり始めた後にレーンの状態がどうなっているかという条件にもよりましょう。

ボウリングに例えるというのであれば、ボールの逸れ方の程度は軽度から重度まで幅広く想定する必要があります。

ボウラーの手を離れた直後のわずかな走行のずれだけでなく、初めからボールが大きくコースを逸れる場合も想定すべきでしょう。その場合は、知的障害（精神遅滞）も発達障害の範疇に加えるべきでしょう。

第八章

統合失調症と付き合う

言動が少ない人

私の患者に謎の人がいます。

60歳、男の人です。

その人は数年前から訪問看護を受けながらあるクリニックにかかっていたのですが、クリニックの院長が急死しました。

訪問看護ステーションの所長は私と旧知の間柄でした。看護ステーションから診療継続の依頼がありました。それをきっかけにその人と付き合いが始まりました。

謎の人という理由は、その患者の過去がまったく不明だからです。

院長が死去してほどなく、クリニックは閉鎖。そのとき、看護ステーションの所長はクリニックからその人のカルテの最近の部分を持ち出して私に渡してくれました。カルテは４年分Ｂ５で（５頁ではなく）５枚ほどでした。彼は７、８年前からそのクリニックに通院していたはずとステーションの所長は言いますから、私が引き継ぐ前の頁は分冊となって倉庫に仕舞われていたと思われます。

クリニックが解散となったとき、私が貰った以外の部分は、その他の書類と一緒に屑紙となって溶かされ、パルプに戻ってしまったのでしょう。

話題が入院当時のことに及ぶと「終わったことです」と本人は固く口を閉ざします。

医療機関には過去５年間の診療録の保存義務があります。ということは、最後に受診してから５年が経った患者のカルテは廃棄されている恐れが生じているということでもあります。

カルテが病院から消滅していても、当時の主治医が引き続き勤務していれば、記憶をたどってもらって情報を得ることができます。しかし、転勤、定年などで元の主治医が退職してしまっていると情報の入手はお手上げです。

生活保護や障害年金に関わっていれば、役所には記録が残っているのですが、個人情報という理由で問い合わせには応じてもらえません。これら資料欠如も、その人が私にとって謎の人になっている理由です。

彼の住いは、廃業した倉庫と倉庫の間の空き地に建てられた１Ｋが６戸入っている木造アパートの中の一つです。

6畳大の和室は数台の天体望遠鏡に占拠されています。天体望遠鏡といっても、大層なものではありません。天体観測趣味の高校生なら親に買ってもらえるだろうと思われる程度のものです。鏡胴自体は1メートルもありません。それを支える三脚が大股を広げているので、和室が望遠鏡に占拠されているが如くになっているのです。Kは流し台を含めて二畳ほどです。小さな卓袱台を、夜は流し台に立てかけます。できた和室とKの隙間に敷き掛け兼用の布団を二つ折りにして、カステラ生地にくるまれたどら焼きの餡のような恰好で彼は眠っているようです。

彼は天体観測ではなく、望遠鏡に魅せられているのです。私が訪ねると彼が望遠鏡を柔らかい布で丁寧に拭いているところをしばしば見ます。拭き終えてコレクションを畳の上に並べ直すひととときが彼の至福の時間のようです。

統合失調症の人には、ことばが極端に少ない人がいます。そのためにことばからその人を理解することは至難のことです。ことばが少ない人は行動の量も少ない傾向があります。言動が極端に少ない。彼はその一人です。

顔を合わせても、軽く会釈を返してくれる程度です。彼と私の間には長い会話はありません。二言三言を交えた会釈を済ませると硬い表情で、すぐ目を反らすように視線を足元に向けます。

アパートは不動産管理会社の社員が巡回で管理しています。管理人と立ち話をしたことがあります。

「このアパートに入居している方は老人ばかりです。年寄りは火の用心が心もとないので敬遠されます。それで年寄りに甘いオーナーさんのところに老人が集まる傾向になります。よさこい荘はそのひとつです。２０１号の方が一番若いです。オーナーさんは福知山の方でして、大阪での事業を片づけて田舎へ帰りはったんですが、このアパートは買い手がつかずそのままになっているんやそうです。オーナーさんは家賃が滞らない人であれば、入居者がどんな方であっても構わんという方針ですね。２０１号さんは家賃をきちんと入れてくれるし、揉め事を起こさないし、オーナーさんも店子さんもうちにはありがたいお客さんです」

会話の欠如、それも彼が謎の人である理由です。

彼が承認欲求度と自己顕示性が低い性格であることと、私が望遠鏡に興味を持っていないことを彼が感じていることもあるでしょう。望遠鏡を話題に彼と会話が弾んだことはありません。彼が自分のコレクションを自慢して、見て、見て、と私に言ったこともありません。

「星が見える田舎で暮らせたらいいと思うでしょう」と私が水を向けたことがあります。「そうですね」と彼は応じました。そう思っているのではないことはありありでした。私が望遠鏡を見ながらの発言だったので、話を合わせただけのようでした。会話はそれ以上には進みませんでした。

月初め役所から支給金が出ると、彼は阿倍野近辺へ出かけて、とんかつランチや焼き鳥定食を食べる。

それ以外の日は、商店街の弁当屋で、プラ容器を輪ゴムでくくった二食分セットの、町の人が言う福祉弁当ですませています。昼はコンビニのロールパン二個とパックの飲み物です。私の質問に、「今の生活に不満はない」と彼が言ったことがあります。

満たされた生活を送ることができているからという意味で「不満がない」と言ったのではないことは明らかです。

不満があると言うことができるのは、満足のイメージがあって、自分の生活がその水準に届いていないことを認識しているからです。

彼には満足な生活のイメージはない。だから満足に届かない不満な生活のイメージもないのだろうと想像します。

彼が言う、「不満はない」の意味は、現況の変更を望んでいないという意味と解釈して大過ないだろうと私は考えています。

何に喜びを感じているのか。何に憤りを感じているのか。彼とそういった話題の話をしたいと思うことがあります。会話をその方向に向けると、「人に話すことはないです」と、口を閉じる号令を自分に言い聞かせるように言ったあとぴしゃりと口を閉じます。いつまでも彼は謎の人です。

アパートは老朽化が進みつつあります。家賃収入が建物維持費に見合わなくなったら、取り壊されるでしょう。その時に斡旋される次の住まいが押入れ付きの三畳一間といったところであったなら、コレクションを持ち込む空間はないわけです。その時に彼を襲う落胆は想像に余りがあります。

思わぬ行動をする人

前項に挙げた「謎の人」は言動が特別に少ないゆえに印象に残る患者です。逆に統合失調症の人には目立った言動のゆえに印象に残る患者がいます。

「精神医学」という雑誌が全国の大学教授を対象に「統合失調症を簡潔に定義する」という特集を企画したことがあります。

東大教授の臺先生は「思わぬ行動をすることがある病気である」と定義しました。「思わぬ行動をする」ではない、「することがある」のだ、と臺先生は強調されました。

庶民が思わぬ行動をして、一時的に話題となることがあっても、時間のなかに埋没し忘れ去られます。ところが権力者の行動であれば、記録に残りいつまでも語り継がれます。

１７０１年赤穂藩主の地位にある大名が思わぬ行動をした事件がありました。

皇居の一部となっている旧江戸城跡地の一角に、松之大廊下跡という表示があります。後に赤穂浪士の討ち入りにつながる事件の発端となった１７０１年（元禄14年）本丸御殿松の大廊下刃傷沙汰があった場所です。

出来事そのものは大名と大名、いわば同業者間の傷害事件です。事件の前に、事件の当事者である赤穂藩藩主浅野内匠頭が国元へ送った書状のなかには、幻聴体験の記載があったとされています。

かつて診断基準の一つに、意識に曇りがない状態で幻聴があれば、それだけで統合失調症と診断できるとする申し合わせがありました。

この診断基準を採用するなら、浅野内匠頭は統合失調症とされる可能性があります。歌舞伎の科白にある殿様の「こたびの遺恨思いを知ったか」の怒声は妄想に基づく発言。それに続く「刃傷沙汰」はその妄想にもとづく行為であったのではあるまいかと想像できます。

赤穂藩主は庶民ではなかったがゆえに、その行跡は永く歴史に残り、歌舞伎や浄瑠璃の演目忠臣蔵になったのでありましょう。

同じようなエピソードの持ち主にジャンヌ・ダルクがいます。フランスのために軍を指揮して戦ったにもかかわらずルーアンの司教に異端とされ火刑に処されたオルレアンの乙女にも幻聴があったと伝えられています。

前述したように、この病気は文化、教育水準、気候、経済状態など環境の違いを超えて地球上に広く分布し、人口の約1％弱に発生していることが判明しています。この発生率は地域、人種、国家間での違いはなく、ほぼ一定です。

統合失調症は個人や一部の地域の問題ではなく、地球全体に存在している人類に共通する病気です。

人類全体における統合失調症を発症する素質の保有者の率は不明です。種としては、人類は未だ発達の途上にあります。将来発達が進んで種として固定する時代に到達するでしょう。その時には、人類は個体差のない存在になるのでしょうが、それまでは素質を保有して誕生しても、成長の過程で、発症阻止の方向に働く力と発病促進の方向に向かう力が作用して、人類全体での発病率は1％足らずに収れんしている時代が続くだろうと想像します。

政治家になりたい人、政治家になった人のなかにも1％弱の確率で統合失調症の人々がいるわけです。

政治家がする「思わぬこと」のなかには「戦争をする」があります。戦争は政治家が決断する行為です。戦争は政治家でなければできません。

統合失調症の経過、予後

統合失調症の見通しについての精神科医の見解は楽観的な人と極端に悲観的な人の二手に分かれています。楽観的な見方の医師は、社会が患者に寛容的になり、福祉政策が充実するなら患者の生活はさしたる困難に陥ることはないはずと主張します。悲観的な医師は、死の宣告と同じ、悲惨な不治の病のように絶望的な見通しを語ります。

私はそのどちらもある程度正しいと思います。だから現在の時点では、医療に過度の期待をすることなく、政策の在り方を改善し、患者や近親者の負担を減らす方向に注力を怠ってはならないと考えます。

統合失調症の経過について、１９７０年代にチューリッヒ、ボン、ロンドンにおいて三人の研究者によって千例を超える患者を対象とした大規模な研究が行われました。その結果は驚くほど一致していたとダニエル・ヘルはまとめています。

大雑把にいえば、急性発症の初発患者10％から20％は自然によくなっている。発症後20～30年後の時点では三分の一は治癒している。三分の一は明らかによくなっている。残りの三分の一は未治癒でした。繰り返しエピソードが現れる患者の一回のエピソードの期間は2～3週間から数ヶ月でした。

発症後数十年（平均74歳）では60％の患者は家族と、もしくは一人暮らし、あるいはホームなどで生活していました。40％の患者は精神科病院へ入院していました。経過中に10％の患者が自殺していました。

「精神科医は、統合失調症の診断は死の宣告と同じと感じさせ、患者と家族を絶望させているがこれらのデータからはそうした悲観論は支持されない」とダニエル・ヘルは強調しました。

帝京平成大学の池淵恵美は２０２３年、統合失調症の長期予後についての総説を書きました。その冒頭、ヘガティが、患者の予後が必ずしも年代が新しくなるにつれて改善しているわけではないとする研究結果を紹介しています。

池淵は長期予後が薬物療法導入以前からのほぼ一世紀の間で大きくは変わっていないとの結果は意外に感じられたと印象を述べています。

これまでの治療法への反省

患者にインシュリンを注射して低血糖状態にするという方法が１９３０年代には標準的治療としておこなわれていました。この低血糖治療は廃れました。

同じころ高圧電流を脳に流すＥＣＴというショック療法が始められました。ＥＣＴは治療主流の地位から降りましたが現在でも行われています。一回あるいは数回のＥＣＴで十分な効果が得られることがしばしば確認されました。その一方で、数回のＥＣＴでは効果が見られないことがあります。その場合は長期にわたり、多数回のＥＣＴがおこなわれます。

これら以外にも、研究者の思いつきが新学説といわれ、多くの治療法が、生まれては消えてゆきました。

わが国では強制的な精神科治療は精神保健指定医の権限の下でおこなわれていますが、アメリカでは強制的医療は裁判所の審査を経ておこなわれます。アメリカ合衆国では、ＥＣＴも医師が申請し裁判所が認可することで行われます。長期にわたってＥＣＴを受けさせられたある患者は「医療に捕まって人生を台無しにされた」と法廷で不満を述べています。長期・頻回のＥＣＴを行うことについては脳に対する悪影響を懸念している医師が多く、この患者の不満に同意している人は少なくありません。

患者が保有している脳の特性を取り除くためと称して前頭葉を傷つけることが目的のロボトミーという名の手術がおこなわれた時代がありました。ポルトガルのモニスによって開発され、イギリスのＷ・Ｆ・マッコリーらが推奨したロボトミー手術は一時期、とくにアメリカで画期的治療であるともてはやされました。しかしこの治療を受けた患者は生ける屍といわれる悲惨な状態になりました。開発者のモニスはノーベル賞の栄に輝きましたが、今はこの時代を顧みる人は皆無です。ロボトミー手術の時代はなかったことにしようとする専門医ばかりです。

現在成功している統合失調症の治療法の主流は、１９５０年代から始まった抗精神病薬と称される化学薬品の注射あるいは内服です。

成功しているという意味は、患者の統合失調症を治癒させることに成功したという意味ではありません。精神科専門医を名乗る医師全員が抗精神病薬を使用しているといってよいほど普及し、抗精神病薬を製造販売している製薬企業が経済的に隆盛しているという意味です。

抗精神病薬による治療は１９５２年クロルプロマジンの導入から始まりました。抗精神病薬は、近親者を悩ます厄介な症状の一部を軽減することに役立ちました。それ以上に、病院を運営する医療従事者に歓迎されました。

クロルプロマジンや類似の抗精神病薬が効果を持つ理由は不明でした。１９５７年に信憑性のある説がスウェーデンのアルヴィット・カールソンによって提出されました。クロルプロマジンが統合失調症の症状を治すのは、脳のドパミンの受容体をブロックするからだ。それによって脳に伝達されるメッセージが手に負えなくなるほど増加することを止めるのだとするのだという見解でした。この見解は「ドパミン仮説」として知られるようになりました。

クロルプロマジンに続いて、クロルプロマジンに類似した作用を持つフェノチアジン、ブチロフェノンが発見されました。

これらの抗精神病薬による治療が盛んになりました。その結果、比例するように、薬の効用に不満を表明する家族が多く現れるようになりました。

患者は薬によって中途半端におとなしくされているだけ。薬のせいで肥満になる、肝臓や血液成分に異常が生じる患者がいる。顎が震える、身体がこわばる。落ち着きがなくなる。姿勢がおかしくなる。動作がぎこちなくなる、反応が乏しくなる。患者の状態はノックアウトパンチを食らったようなものだという評価がありました。クロルプロマジンによる治療を導入したフランスのアンリ・ラボリが「化学的ロボトミー」になぞらえた薬理効果です。

抗精神病薬による治療をおこなう医師が力を持ち始めるのと対照的に、従来の精神分析派といわれる精神療法家たちは力を失ってゆきました。

アメリカでは、薬によっておとなしくされているだけで、治癒が全く期待できない治療に縛りつけられているように見える医療に不満を抱いた家族が、患者の権利運動を組織しました。我が国との国民性の違いと想像します。わが国ではそのような組織的な運動は起きていません。被害を感じていても、不満があろうとも、統合失調症の患者が一般市民と共存してゆくためには、現在のところは抗精神病薬の服用を続けてゆくほかには方策はありません。

クロルプロマジンやその類似薬よりも統合失調症の症状を緩和する効果があるリスペリドンやクロザピンが出てきました。

研究者たちは，クロルプロマジンとその類似薬を「定型抗精神病薬」と名付け、その後に登場した抗精神病薬を「非定型抗精神病薬」と呼んで分けることにしました。効果や作用の違いに着目して、非定型抗精神病薬はさらに、セロトニン・ドパミン遮断薬（ＳＤＡ）、多元受容体作用抗精神病薬（ＭＲＴＡ）、ドパミン受容体部分作動薬（ＤＰＡ）の三種に分けられています。

新たな抗精神病薬の開発への取り組みは盛んです。今後第５、第６のカテゴリーの抗精神病薬が登場してくると思われます。

統合失調症の症状を陽性症状と陰性症状に分ける考えかたがおこなわれています。説明と称して、現在の抗精神病薬は陽性症状に効果があるが、陰性症状には効果がないとする解説がおこなわれています。期待される第5、第6のカテゴリーの薬とは、このどちらの症状にも効果がある抗精神病薬です。

抗精神病薬の使用を契機に、統合失調症の原因となっているらしいさまざまな神経伝達物質の過剰や欠乏について手がかりが得られました。

しかしそれらは今のところ、たんなる手がかりに過ぎません。どの治療方法も研究方法もまだ治癒につながる正解を見つけ出していません。

大多数の患者が思春期に発症するという特徴が、統合失調症を定義する始まりの一つでした。その特徴を生んでいるメカニズムは不明です。誘因と思われるものがなく異常言動が突如始まり、抗精神病薬を使用しなかった多数の患者が自然に治癒します。そこに生じている人体のメカニズムを説明することができずにいます。

統合失調症を発症させている脳の異常は、抗精神病薬が標的にしてきたところとは別のところにあるのかもしれません。あるいは、問題は注目が寄せられている脳組織の一部にあるのではなく、脳全体にあるのかもしれません。

私たちは家族に精神障害者を擁している市民の会（家族会）を運営しています。会員の中心は統合失調症の患者の両親です。会では、患者が服薬を拒否するとき、どう対処したらよいかという質問がしばしば出ます。

「この病気を退治してくれるという薬はまだ存在していません。薬を使わなかったら手遅れになるということはないのです。したがって患者が薬をのんでくれないとしても焦ることはありません」と私は答えています。

抗精神病薬には患者と周囲の人との不調和状態を緩和する効果があります。不調和言動にも関わらず、服薬拒否が続くなら、患者を入院させて家族と離さざるを得ません。そのうえで強制的に薬を使わざるをえません。不調和状態から脱した後はできるだけ早く患者を家庭に戻す。家庭に戻った患者が服薬のメリットを感じるなら、その後も服薬を続けるというのが私の方針です。

メリットの目安は、薬をのむことで楽になるかどうかです。楽になるは二つの意味があります。一つは患者本人の気分が楽になること、もうひとつは人との関係が楽になることです。米語ではこのことをイフェクティブネスというそうです。私は「有効感の手応え」と訳していま す。患者がメリットを感じないため、拒絶するのであれば、服薬を強制することに意義はありません。細菌感染などの病気においては薬を好む人であっても薬嫌いの人であっても、抗菌薬は同じように効きます。統合失調症における抗精神病薬の効果はそうではないからです。有効性の要因には、服用する患者の「有効感」が重要です。

その昔、人々は熱を一つの疾患と見ていました。それが医学の発達に伴って発熱の原因をいくつかの疾患に分けてゆく時代を経過しました。その後、熱はさまざまな疾患の非特異的反応でもあることに気づかれました。精神障害の領域では、「神経発達障害群」の症状とは脳の調子が良くないときに陥る状態なのだというのがオーストラリアのジョン・マグラスの見解です。医学の進展によって人体における発熱の意味が解明されてきたように、精神病の知識が深まるなら、今はひとくくりになっている発達障害や統合失調症の理解が進展し、スペクトラムの定義は、より細分化されるだろうとジョン・マグラスは予測しています。

歴史を縦覧すると、集団と集団の抗争は確実に頻度が減っています。戦争と戦争の間隔が開いてきています。わが国の国内についていえば、江戸幕府が崩壊した後には、戦国時代には戻りませんでした。明治以降外国との戦争もありましたが、第二次世界大戦が終了した昭和20年以後は、半世紀以上戦争に関わりなく過ごすことができています。

近年統合失調症の軽症化が話題になることが多くなっています。統合失調症の軽症化と戦争の減少はともに人類の発達の反映であると解釈できそうに私は思っています。人類の未来に希望を感じます。

小林司は全体が引用できている本を書きたいと願っていたそうです。私にもその思いがあります。統合失調症の謎の多さに比して私が直接見聞できた統合失調症についての知識と患者の数はあまりにも少ないので、先達に頼るほかはないからです。

第7章と第8章は、次記の図書の記載を参考・引用あるいは再引用（孫引き）しました。

ダニエル・ヘル（植木啓文、曽根啓一、児玉佳也、高井昭裕訳）みんなで学ぶ精神分裂病　星和書店　1966
ロバート・コルカー（柴田裕之訳）統合失調症の一族　早川書房　2022
I・I・ゴッテスマン（内沼幸雄、南光進一郎訳）分裂病の起源　日本評論社　1992
池淵恵美　統合失調症の長期予後　精神神経学雑誌　125巻　第8号　日本精神神経学会　2023
小林司　精神医療と現代　日本放送出版協会　1980
E・フラー・トーリー（南光進一郎、武井教使、中井和代訳）統合失調症がわかる本　日本評論社　1997
E・フラー・トーリー（南光進一郎、中井和代訳）統合失調症がよくわかる本　日本評論社　2007

㊕ 国民年金 厚生年金保険

診　断　書 (精神の障害用)

様式第120号の4

氏《フリガナ》　名		生年月日	昭和 平成　年　月　日生（　歳）	性別	男・女
住　所	住所地の郵便番号 □□□－□□□□	都道府県　郡市区			

① 障害の原因となった傷病名	ICD－10コード（　）	② 傷病の発生年月日	昭和 平成　年　月　日　診療録で確認 本人の申立て（　年　月　日）	本人の発病時の職業	
		③ ①のため初めて医師の診療を受けた日	昭和 平成　年　月　日　診療録で確認 本人の申立て（　年　月　日）	④既存障害	
⑥ 傷病が治った（症状が固定した状態を含む。）かどうか。	平成　年　月　日　確認 推定	症状のよくなる見込・・・　有・無・不明		⑤既往症	

「診療録で確認」または「本人の申立て」のどちらかを○で囲み、本人の申立ての場合は、それを聴取した年月日を記入してください。

⑦ 発病から現在までの病歴及び治療の経過、内容、就学・就労状況等、期間、その他参考となる事項	陳述者の氏名　　請求人との続柄　　聴取年月日　年　月　日
⑧ 診断書作成医療機関における初診時所見 初診年月日（昭和 平成　年　月　日）	

⑨ これまでの発育・養育歴等（出生から発育の状況や教育歴及びこれまでの職歴をできるだけ詳しく記入してください。）	ア　発育・養育歴	イ　教育歴 乳児期 不就学　・就学猶予 小学校（普通学級・特別支援学級・特別支援学校） 中学校（普通学級・特別支援学級・特別支援学校） 高　校（普通学級・特別支援学校） その他	ウ　職歴

エ　治療歴（書ききれない場合は⑬「備考」欄に記入してください。）（※　同一医療機関の入院・外来は分けて記入してください。）

医療機関名	治療期間	入院・外来	病名	主な療法	転帰（軽快・悪化・不変）
	年　月～　年　月	入院・外来			

（お願い）臨

所見等は、診療録に基づいてわかる範囲で記入してください。

	年　月～　年　月	入院・外来			
	年　月～　年　月	入院・外来			
	年　月～　年　月	入院・外来			

⑩　障　害　の　状　態　（平成　年　月　日　現症）

ア　現在の病状又は状態像（該当のローマ数字、英数字を○で囲んでください。）	イ　左記の状態について、その程度・症状・処方薬等を具体的に記載してください。
前回の診断書の記載時との比較（前回の診断書を作成している場合は記入してください。） 1 変化なし　2 改善している　3 悪化している　4 不明 Ⅰ 抑うつ状態 1 思考・運動制止　2 刺激性、興奮　3 憂うつ気分 4 自殺企図　5 希死念慮 6 その他（　） Ⅱ そう状態 1 行為心迫　2 多弁・多動　3 気分（感情）の異常な高揚・刺激性 4 観念奔逸　5 易怒性・被刺激性亢進　6 誇大妄想 7 その他（　） Ⅲ 幻覚妄想状態 等 1 幻覚　2 妄想　3 させられ体験　4 思考形式の障害 5 著しい奇異な行為　6 その他（　） Ⅳ 精神運動興奮状態及び昏迷の状態 1 興奮　2 昏迷　3 拒絶・拒食　4 滅裂思考 5 衝動行為　6 自傷　7 無動・無反応 8 その他（　） Ⅴ 統合失調症等残遺状態 1 自閉　2 感情の平板化　3 意欲の減退 4 その他（　） Ⅵ 意識障害・てんかん 1 意識混濁　2 （夜間）せん妄　3 もうろう　4 錯乱 5 てんかん発作　6 不機嫌症　7 その他（　） ・てんかん発作の状態　※発作のタイプは記入上の注意参照 1 てんかん発作のタイプ　（A・B・C・D） 2 てんかん発作の頻度（年間　回、月平均　回、週平均　回　程度） Ⅶ 知能障害等 1 知的障害　ア 軽度　イ 中等度　ウ 重度　エ 最重度 2 認知症　ア 軽度　イ 中等度　ウ 重度　エ 最重度 3 高次脳機能障害 ア 失行　イ 失認 ウ 記憶障害　エ 注意障害　オ 遂行機能障害　カ 社会的行動障害 4 学習障害　ア 読み　イ 書き　ウ 計算　エ その他（　） 5 その他（　） Ⅷ 発達障害関連症状 1 相互的な社会関係の質的障害　2 言語コミュニケーションの障害 3 限定した常同的で反復的な関心と行動　4 その他（　） Ⅸ 人格変化 1 欠陥状態　2 無関心　3 無為 4 その他症状等（　） Ⅹ 乱用、依存等（薬物等名：　） 1 乱用　2 依存 Ⅺ その他〔　〕	

本人の障害の程度及び状態に無関係な欄には記入する必要はありません。（無関係な欄は、斜線により抹消してください。）

（お願い）太文字の欄は、記入漏れがないように記入してください。

ウ　**日常生活状況**

1　家庭及び社会生活についての具体的な状況

（ア）現在の生活環境（該当するもの一つを○で囲んでください。）

入院　・　入所　・　在宅　・　その他（　　　　　　　）

（施設名　　　　　　　　　　　）

同居者の有無　（　有　・　無　）

（イ）全般的状況（家族及び家族以外の者との対人関係についても具体的に記入してください。）

［　　　　　　　　　　　　　　　　　　　］

2　**日常生活能力の判定（該当するものにチェックしてください。）**

（判断にあたっては、単身で生活するとしたら可能かどうかで判断してください。）

（1）**適切な食事**―配膳などの準備も含めて適当量をバランスよく摂ることがほぼできるなど。

□できる　□自発的にできるが時には助言や指導を必要とする　□自発的かつ適正に行うことはできないが助言や指導があればできる　□助言や指導をしてもできない若しくは行わない

（2）**身辺の清潔保持**―洗面、洗髪、入浴等の身体の衛生保持や着替え等ができる。また、自室の清掃や片付けができるなど。

□できる　□自発的にできるが時には助言や指導を必要とする　□自発的かつ適正に行うことはできないが助言や指導があればできる　□助言や指導をしてもできない若しくは行わない

（3）**金銭管理と買い物**―金銭を独力で適切に管理し、やりくりがほぼできる。また、一人で買い物が可能であり、計画的な買い物がほぼできるなど。

□できる　□おおむねできるが時には助言や指導を必要とする　□助言や指導があればできる　□助言や指導をしてもできない若しくは行わない

（4）**通院と服薬（要・不要）**―規則的に通院や服薬を行い、病状等を主治医に伝えることができるなど。

□できる　□おおむねできるが時には助言や指導を必要とする　□助言や指導があればできる　□助言や指導をしてもできない若しくは行わない

（5）**他人との意思伝達及び対人関係**―他人の話を聞く、自分の意思を相手に伝える、集団的行動が行えるなど。

□できる　□おおむねできるが時には助言や指導を必要とする　□助言や指導があればできる　□助言や指導をしてもできない若しくは行わない

（6）**身辺の安全保持及び危機対応**―事故等の危険から身を守る能力がある、通常と異なる事態となった時に他人に援助を求めるなどを含めて、

3　**日常生活能力の程度（該当するもの一つを○で囲んでください。）**

※ 日常生活能力の程度を記載する際には、状態をもっとも適切に記載できる（精神障害）又は（知的障害）のどちらかを使用してください。

（精神障害）

（1）精神障害（病的体験・残遺症状・認知障害・性格変化等）を認めるが、社会生活は普通にできる。

（2）精神障害を認め、家庭内での日常生活は普通にできるが、社会生活には、援助が必要である。
（たとえば、日常的な家事をこなすことはできるが、状況や手順が変化したりすると困難を生じることがある。社会行動や自発的な行動が適切に出来ないこともある。金銭管理はおおむねできる場合など。）

（3）精神障害を認め、家庭内での単純な日常生活はできるが、時に応じて援助が必要である。
（たとえば、習慣化した外出はできるが、家事をこなすために助言や指導を必要とする。社会的な対人交流は乏しく、自発的な行動に困難がある。金銭管理が困難な場合など。）

（4）精神障害を認め、日常生活における身のまわりのことも、多くの援助が必要である。
（たとえば、著しく適正を欠く行動が見受けられる。自発的な発言が少ない、あっても発言内容が不適切であったり不明瞭であったりする。金銭管理ができない場合など。）

（5）精神障害を認め、身のまわりのこともほとんどできないため、常時の援助が必要である。
（たとえば、家庭内生活においても、食事や身のまわりのことを自発的にすることができない。また、在宅の場合に通院等の外出には、付き添いが必要な場合など。）

（知的障害）

（1）知的障害を認めるが、社会生活は普通にできる。

（2）知的障害を認め、家庭内での日常生活は普通にできるが、社会生活には、援助が必要である。
（たとえば、簡単な漢字は読み書きができ、会話も意思の疎通が可能であるが、抽象的なことは難しい。身辺生活も一人でできる程度）

（3）知的障害を認め、家庭内での単純な日常生活はできるが、時に応じて援助が必要である。
（たとえば、ごく簡単な読み書きや計算はでき、助言などがあれば作業は可能である。具体的指示であれば理解ができ、身辺生活についてもおおむね一人でできる程度）

（4）知的障害を認め、日常生活における身のまわりのことも、

□できる　□ には助言や指導を必要とする　□ 助言や指導があればできる　□ できない若しくは行わない

（７）**社会性**－銀行での金銭の出し入れや公共施設等の利用が一人で可能。また、社会生活に必要な手続きが行えるなど。

□できる　□ **おおむねできるが時には助言や指導を必要とする**　□ **助言や指導があればできる**　□ 助言や指導をしてもできない若しくは行わない

は可能である。習慣化していることであれば言葉での指示を理解し、身辺生活についても部分的にできる程度）

（５）　知的障害を認め、身のまわりのこともほとんどできないため、常時の援助が必要である。
（たとえば、文字や数の理解力がほとんど無く、簡単な手伝いもできない。言葉による意思の疎通がほとんど不可能であり、身辺生活の処理も一人ではできない程度）

エ　現症時の就労状況

○勤務先　・一般企業　・就労支援施設　・その他（　　　）

○雇用体系　・障害者雇用　・一般雇用　・自営　・その他（　　　）

○勤続年数（　年　ヶ月）　○仕事の頻度（週に・月に（　）日）

○ひと月の給与（　　　円程度）

○仕事の内容

○仕事場での援助の状況や意思疎通の状況

オ　身体所見（神経学的な所見を含む。）

カ　臨床検査（心理テスト・認知検査、知能障害の場合は、知能指数、精神年齢を含む。）

キ　**福祉サービスの利用状況（障害者自立支援法に規定する自立訓練、共同生活援助、共同生活介護、在宅介護、その他障害福祉サービス等）**

⑪ **現症時の日常生活活動能力及び労働能力**（必ず記入してください。）	
⑫ **予　後**（必ず記入してください。）	
⑬ 備　考	

上記のとおり、診断します。　平成　年　月　日　（精神保健指定医　号）

病院又は診療所の名称　　診療担当科名

所　在　地　　医師氏名　　印

北山　大奈（きたやま だいな）

精神科医。医学博士（大阪大学）。広島大学を卒業。生駒市精神障害者家族会（ひだまり会）副会長。

氷の橋を渡る　増訂版　—統合失調症支援手控え帖—

2024年1月8日　第1刷発行

著　者　北山大奈
発行人　大杉　剛
発行所　株式会社 風詠社
〒553-0001　大阪市福島区海老江 5-2-2
大拓ビル 5 - 7 階
Tel 06（6136）8657　https://fueisha.com/
発売元　株式会社 星雲社
（共同出版社・流通責任出版社）
〒112-0005　東京都文京区水道 1-3-30
Tel 03（3868）3275
装幀　2DAY
印刷・製本　シナノ印刷株式会社

ISBN978-4-434-33154-1 C0036